U0037163

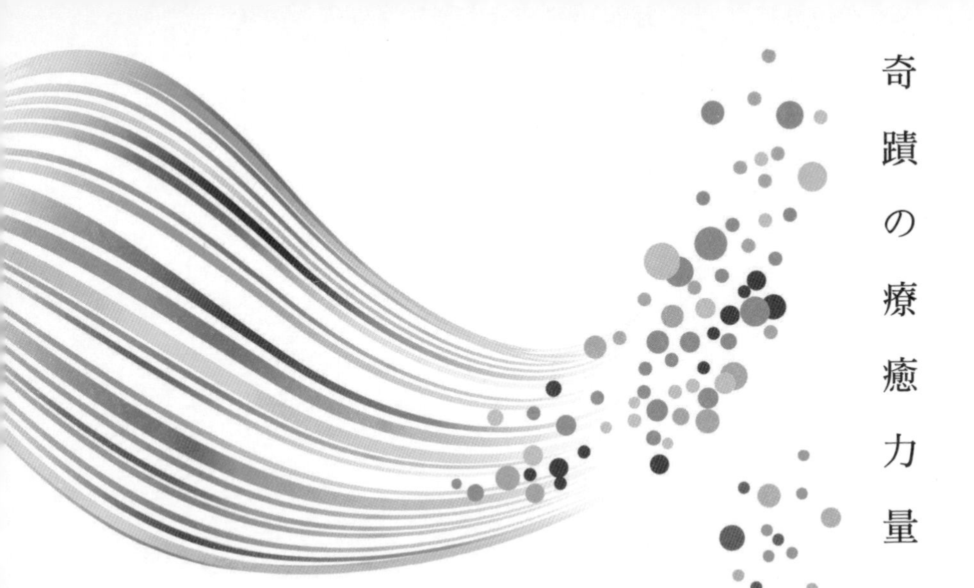

奇蹟の療癒力量

Healing Yourself

超級絕對健康法

在某種意義上，疾病是一扇「通往覺悟之門」，
是你的靈魂達成飛躍進步的契機。

大川隆法
Ryuho Okawa

前言

人失去健康以後，方知健康的可貴。就好比是快淹死之人，方知空氣有價值一樣，直到罹患疾病之後，人才會感覺到擁有健康的幸福。

對於理所當然之事，從未有過感恩之心的自己；從不知滿足，被欲望沖昏了頭的自己；生病是讓你反省之淚落滿兩頰的時刻；生病是讓你懂得家人的可貴、至親之愛的時刻。

在某種意義上，疾病是一扇「通往覺悟之門」，是你的靈魂達成飛躍進步的契機。本書必為你帶來幸福的未來。

幸福科學總裁 大川隆法

目錄

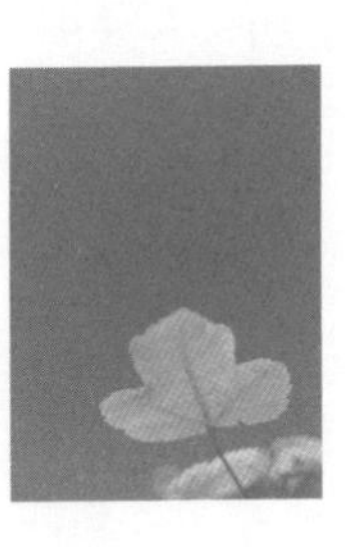

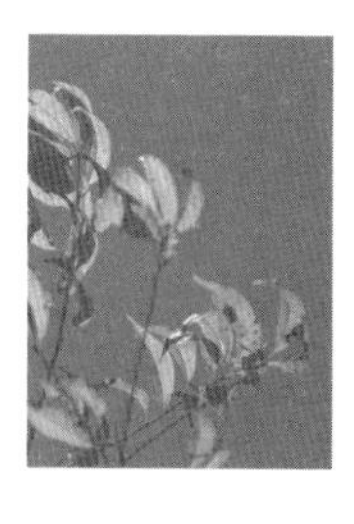

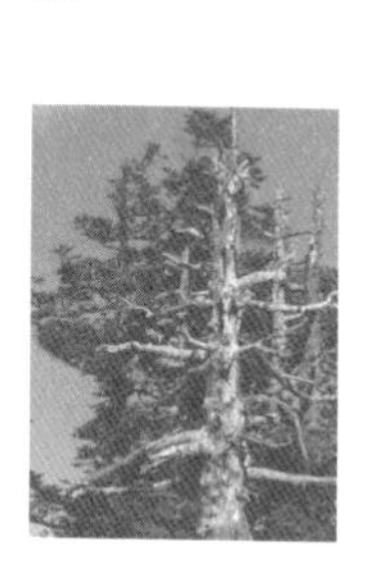

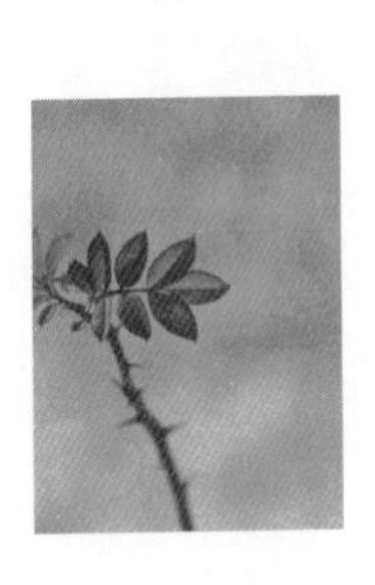

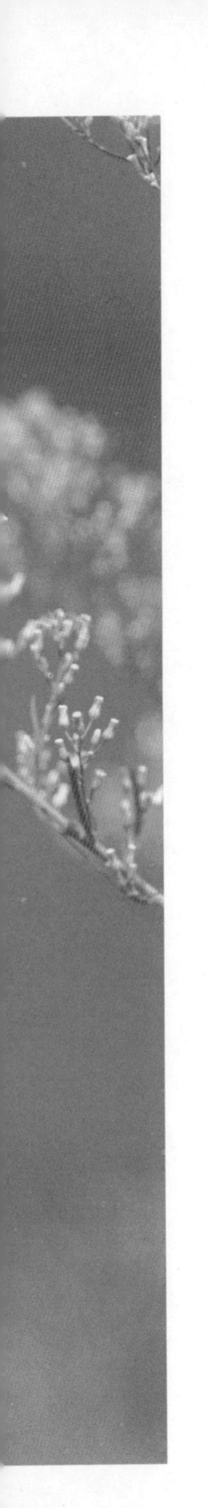

第一章／健康與幸福——解決壓力的秘訣

第一章　健康與幸福——解決壓力的秘訣

1、壓力是萬病之源

心理狀態與疾病相關聯

本章將從對事物的看法、人生觀以及對待人生的態度等觀點出發，闡述有關「健康與幸福」的主題。

實際上我在過去幾十年，看過太多罹患疾病之人。當然，「罹患疾病」是值得同情的。但從側面來看，很多人的生活態度，最終必定會引發疾病。

如此說法，或許會激怒當事人。然而，確實有人是一直過著「自招疾病」的生活態度，或者是抱持著「希望自己生病」的想法。於是，在潛意識中自己就將疾病吸引而來。

甚至有些人還是在「等待疾病到來」。在很多方面我明顯感覺到，人的心理狀態和疾病有著緊密的關係。

譬如我在創辦幸福科學之前，曾任職於國際貿易公司，那時，公司中有一個專門處理期貨商品的部門。期貨商品每日都要面臨價格的波動，因此，該部門的工作人員幾乎都罹患了同一種疾病。年輕人另當別論，但多數的人都患有十二指腸潰瘍，或者是胃潰瘍。

因為穀物類的價格常常起起落落，所以該部門的人員，常患有十二指腸潰瘍；這很明顯是由於壓力和操心過度所致的。

由此可知，不同的職場環境容易引發一些特定的疾病；這是精神性、壓力性的疾病。工作的壓力需要被釋放，因而體內的腸、胃部位，便容易變為釋放的出口。

從某種意義上看，在現代社會中可以說「壓力是萬病之源」。不曉得如何解決壓力的人，就很容易罹患疾病而死去。越是生活在現代社會的人，就越是容易罹患壓力疾病；並且，這與過去的疾病類型大不相同。

壓力社會中，毒品開始蔓延

迄今為止，我比較少談論到有關於毒品、興奮劑等方面的話題。但最近，毒品也開始逐漸蔓延於日本，所以我覺得必須對此有所論述。

過去我覺得美國比較嚴重，日本尚未那麼糟糕。但最近聽說日本某知名大學的學生，因為持有大麻而被逮捕，所以我覺得也到了該出來提醒的時候了。聽說施打興奮劑會感覺到相當地亢奮，或者是吸食大麻會產生麻痺的感覺。在某種意義上，這可以說會產生從世間脫離的作用。雖然不同於幽體脫離，但似乎會出現類似的感覺。由此，人能夠從世間中逃脫出來，將所有的憂愁都放在一旁。

總之，其根源就在於世人想要從壓力當中逃脫出來，所以在高度競爭的社會當中，這些毒品興奮劑很容易流行。

在東京都內的高級住宅街附近，經常有伊朗人等因為販賣興奮劑，而被捕入獄的事件。換言之，就算是住在高級住宅街的富人，也同樣有著工作方面的壓力。

由此可見，日本社會已經開始蔓延毒品，進入了所謂壓力社會；在這方面日本也終究開始美國化了。原本健全的部份開始薄弱之後，社會也終於出現相同的狀況。

除了許多壓力來自於工作外，人際關係摩擦的壓力也變得相當多。如果不適時舒緩壓力的話，人就很容易出現疾病。

或許也有人會說，員警不應該去取締毒品，人們明明可以藉此紓解壓力，有何不可？然而，吸毒之人最終將變成社會的廢人，並且沒有辦法過正常的社會生活。一旦毒品用完了，就會強烈地渴望再施打，於是就會想盡辦法找錢去買。最後工作也沒辦法做，家庭也沒辦法照顧好。因此，為了預防這種社會亂象，對於毒品必須予以禁止。

社會持續實施禁菸運動

相較之下，香煙的效力雖然弱了許多，但近來也被各個場所禁止。到處都是禁煙標誌，飛機上也老早就禁煙了。在我的印象當中，以前飛機上的廁所可以吸煙，機艙後方老是煙霧彌漫，但是，現在就不行了。

如今，新幹線上也禁止吸煙；但當我還是中學生、高中生的時候，每次乘坐新幹線都會被煙霧嗆得要命，非常難受。男性乘客幾乎都在吸煙，煙霧繚繞著整個車廂。若換成是鄉間的普通列車，倒還可以打開窗戶通風，但新幹線的窗戶是不能打開的，所以煙霧就一直瀰漫在整個車廂內。乘坐幾個小時的車程，實在是非常痛苦。

如今各場所都在開展禁煙運動，這對於吸煙人士來說或許很殘酷，但卻是非吸煙者的福音。畢竟，被迫吸二手煙的人是非常可憐的。

由此可見，雖然有眾多排解壓力的方法，但很多都是被禁止的。

海外生活中的「異國文化壓力」

此外，還有一個排解壓力的工具，那就是酒。酒被世人稱為「百藥之長」，當然，適當飲酒的確是可以舒緩壓力。

記得以前在貿易公司工作時，我被派到了美國工作。那邊的工作非常艱辛，而我又不愛喝酒，所以就一心想著早點回家休息。但前輩們怎麼都不肯放過我，最後還是帶我去喝酒了。

果不其然，喝一點酒、再唱唱歌，確實能夠讓壓力得以釋放。正常來說，充足的睡眠很重要。但就算是減少睡眠時間，喝了一點酒後可以舒緩壓力，結果也能夠提高工作效率。對此，我有過親身體會。當然，我不是在勸各位喝酒，但我能夠瞭解各位想要飲酒的心情。

對於日本人來說，在貿易公司等的工作壓力，大多都是「使用英文的壓力」。在每日工作當中必須要說英文，所以為了逃避這種壓力，日本人就經常結伴出去喝酒，吃壽司、火鍋、日式料理等，盡情地說日語，唱日本歌等。如果不這麼做，每日的英文壓力無法釋放掉，就真的會罹患疾病。

此外，派駐海外職員的妻子們，如果在附近沒有朋友的話，迫於英文壓力而患病的情況也很常見。據悉，駐美公司職員的妻子們裡面，每一百個人當中就有一個人罹患精神疾病。如此高的罹病率，真的非常可怕！

丈夫每天上班，所以還能跟許多人交流，但妻子一個人在家裡，就很難忍受了。尤其是附近連一個朋友都沒有的話，情況就很不妙了。據說一百人當中就有一個人會罹患精神疾病。

當然，貿易公司內部的結婚案例比較多，公司也完全預料到這點，所以在錄用新人時，更傾向於選擇英文系畢業，並容易接納海外文化的女性。但即便是這類女性，在結婚後追隨丈夫去到了國外，還是要承受相當大的精神壓力；這就是「異國文化壓力」。

2、鍛鍊能夠戰勝壓力的精神力

被解雇者以及雇主均容易患病

就算是普通工作，也難免會出現自己難以承擔的壓力。譬如說負責一些大型企劃案時，壓力就會開始出現。特別是當今經濟已經進入了渾沌時代，管理階層或者是須負責任之人，想必晚上都很難入睡吧！

打開報紙時，經常會看到有好幾千人被解雇的消息。被解雇者當然是很痛苦，壓力太大，有可能一下子就患病。但身為雇主，其實也很痛苦啊！要同時解雇幾千人，並若無其事地生活下去，也非易事。因此，老闆本身也會想要透過生病住院，從而逃避責任。總之，耐力不夠好的老闆真的會住院。

當然，被解雇的職員當中，也有許多人是因為丟了工作而開始生病。

當人想要逃避沉重的責任時，或者是自己的名譽、自尊受到破壞時，就很容易生病。

「潛逃」至憂鬱症的現代人

雖不是身體上的疾病，但屬於精神性的憂鬱症，目前變得十分常見。如今，憂鬱症也已被判定為一種疾病，所以很多人希望藉此來逃避壓力。

以前只聽過「人會陷入低潮」，或者是「心情不佳」。但如今，這些狀態都已經被視作是「生病」了。所以說人們應該感謝醫生，將這個也當做是疾病。

不管怎麼說，只要自己生病了，就可以替自己找到理由。「反正我是病人」，能夠如此為自己辯護，於是，現代人有了越來越多的疾病。和過去相比，現在的環境更容易讓人產生壓力，既然壓力變大了，那麼戰勝壓力的力量，也必須相對增強才行。

譬如說在病菌的世界裡面，為了消滅病菌，進而研製了疫苗。但疫苗完成後，能夠戰勝此疫苗的病菌又會衍生出來。因此，在邪惡的力量逐漸變強時，為了戰勝病魔的力量亦必須增強才行。總而言之，必須要加強「精神層面上的堅韌度」。

現代人精神力逐漸變弱

從客觀角度來看，從承受壓力到罹患疾病的過程，有時就好像瀑布落下般自然。然而，有很多情況是旁人無法幫忙的。拿公司的經營破產來說，若是到了必須解雇幾千人的情況，通常就已經是回天乏術了。

但即便是在這種環境下，也並非是所有人都一定會生病。

譬如若有八千人同時被解雇的話，也絕不是八千人都會生病。當然，有人會生病，有人則不會，這兩者還是有差別的。其差別就在於平日對事物的想法，或者是精神修養方面，亦或是平常是否就有危機意識等，這些想法上的不同，便會因此有了差距。

所謂「世事無常」，世間的萬事萬物，無時無刻不在變化。因此，所有的事物都不可能「一成不變」。

此外，世間並非是一直進步向上的，必定會上下起伏，所以在世間的人生，勢必會上上下下。但那時，最重要的就是「究竟抱持著何種精神力」。

譬如現代的日本人，因為缺少了武士精神，所以和過去的人相比，精神力方面顯得非常薄弱。

在不屈的精神和忍耐力等方面，男性變弱了，女性亦變得柔弱起來。

據說戰前的日本女性就因為「忍耐力很強」，所以受到了世人的尊敬。譬如「日本女性很有韌性，不管遇到任何問題都不會動搖」、「日本女性持家有道，始終支持著丈夫，並且抱持著一副凜然的態度」等，這些方面令人極為尊敬。但現代的女性，已經變得非常柔弱了。

現代人說話比較直接，所以在嘴巴上變得很強硬，但在精神層面卻變得很薄弱；動不動就被他人的言語所傷，或者是自己虐待自己。

從這一點上看，人們在精神層面上還需要加強鍛鍊。在某種程度上，現代人欠缺了例如禪定修行等宗教性的精神鍛鍊，因此宗教必須扛起教導人們的責任。

人必須要具備抵抗外在變化的力量，藉由鍛鍊，將意志轉化成鋼鐵般地堅硬，如此即可應付外在的變化。

3、度過充滿感謝與笑容的人生

不易生病之人的特徵

那麼，怎麼做才能夠避免生病呢？

簡單地來說，如果真的不想生病的話，首先就要心懷感謝，並能隨口說出

「感謝」、「感恩」等話語。

那些能夠將自己的感謝之心吐露出來的人，通常是很難生病的。因為這一類人很少出現責備、憎恨或憤怒的心境，所以不容易生病。

那種憎恨、憤怒的念頭，或者是想要推卸責任的想法過於強烈之時，就很容易罹患各種疾病。在這種狀態下，要不是此人自己生病，不然就是讓對方生病。

此外，在家人、朋友或同事的關係問題上，亦是同樣的道理。總之，如此之人是一個攻擊性很強的人。而憎恨心、憤怒心很強之人，不是自己生病，就是讓他人生病；這很難說成是一種天國的心境。

為了調和這個充滿攻擊性的世間，就必須要抱持著感恩之心，並且將笑容與感謝付諸於行動。如此一來，各位就將會獲得消除對方毒氣的力量。

當有人在憎恨你，或者是折磨你的時候，笑容是能夠緩解對方的念波的，甚至有時還能夠讓你避掉那股怨恨的波動。

一句話決定人生的幸或不幸

若能過著充滿笑容與感謝的生活，也就不可能會對他人口出惡言。譬如，說出「那人真是討厭鬼，我真是感謝他」等的話語，如此同時表達出對他人的謾罵與感謝，實在是太可笑、太矛盾了，大概沒有人說話會這麼矛盾吧！

既然說了感謝的話語，那必定是看到了對方的優點。反之，正因為沒有感謝對方的意念，所以想要講對方的壞話。

有時，在聽到他人說出感謝自己的話語後，疾病即痊癒了。

譬如，有一位生病的女性，當自己小孩子對她「謝謝」後，她的病就痊癒了。但如果一直被小孩抱怨「真是差勁的媽媽」時，或者是一直遭受丈夫的責難、公婆的叨唸說：「真是不及格的媳婦！」久而久之，這位母親必然會生病。

但如果是相反的情形呢？

若經常被小孩稱讚「真是好媽媽」、被先生稱讚「真是好妻子」、被公婆稱讚「真是好媳婦」的話，那她又怎麼會生病呢？倒不如說，即使這位母親現在正躺在病床上，聽了也會馬上爬起來做事吧！

人就是因為想要得到他人的讚賞，所以才會想要展現自己更多的優點。由此可見，真的是一句話，就能夠決定人生的幸或不幸。

世間有很多人希望獲得愛，但也有很多人得不到愛。因此，幸福科學正在努力增加能夠施愛之人的數量，並且希望這些人在提供愛的同時，亦能夠維持自己的健康。

被惡靈附身後，身體容易出現病變

進入更年期以後的人，特別是女性，通常會感覺到身體到處疼痛。動不動身體就不舒服，情緒也變得不穩定，身體狀況總是欠佳。如果遇到下雨天的話，那就更是不得了。腳痛、腰痛、脖子痛、頭痛欲裂等，總之就是全身上下都不舒服。

有些更為敏感的人士，不只是下雨天，在下雨的前幾天就開始出現症狀了。

如此敏感的知覺，從科學上說也未必是謊言。當低氣壓在逐漸逼近時，有人能夠感覺到壓力，因而出現身體不適，或者是陷入憂鬱狀態。據說這些人的身體感應，就如同天氣預報一樣，總是非常精準。

當然，對於氣候這麼敏感，也不是一件那麼幸福的事。

處於更年期的人，總是容易生病，因此抱怨也變得特別多。雖然身體疼痛是事實，但若是不停的抱怨，是極容易招致惡靈的附身。

在心的法則當中，有一個「波長同通的法則」，即「擁有相近波長之人，容易相互吸引對方」。當人吐露抱怨時，心中就會出現烏雲，此時就變得很容易被惡靈附身。

總是發出相同傾向的負面心念時，就會有許多的靈附身過來；不只是人靈，有時還包括動物靈。因為被各種各樣的憑依靈纏住了身體，所以人體就會產生各種各樣的疾病。

如果再繼續抱怨下去，那還會出現更難治、更罕見的疾病，譬如風濕病、膠原性疾病等，各種疑難怪病的病患便會越來越多了。

一旦被惡靈附身後，人體當中的幽體部分就會受到影響，因而開始發生病變。隨著幽體產生變化，肉體也將出現病變。如此一來，人體就會因為幽體的影響，漸漸出現各種病變。

幽體的形狀和肉體是一模一樣的，人體的各個器官也都擁有著幽體。因此，幽體生病時，肉體也必然會出現病症。被惡靈附身了一段時間後，被依附的部位亦將自然出現病變。

譬如，惡靈依附在胃部附近，人就容易罹患胃潰瘍、胃癌等疾病。總之，為了避免被惡靈附身，首先就必須讓幽體不要再出現灰暗烏雲。

4、「寬恕」具備著讓疾病痊癒的力量

斷然寬恕「憎恨之人」

那麼，如何做才不會出現灰暗烏雲呢？

為此，各位就必須學習幸福科學的教義，並且予以實踐。簡單的來說，就是

要過著充滿感謝、充滿笑容的生活。

此外，如果與他人發生了糾葛，就要學會勇於道歉。有很多人因為一直憎恨他人，結果自己就生病了，所以還不如乾脆一點，自己先道歉算了。

不要那麼逞強，沒有人是完美的。當然，有很多人甚至還連續十幾年來認為：「自己是絕對正確的，而對方是錯誤的！」殊不知，如此固執己見也是一種惡啊！

世人皆會犯錯，持續地責備對方，也是一種惡。實際上或許對方有錯，但若持續責備對方的話，你也將變得不對了。因此，還不如乾脆一點，自己先向對方道歉好了。

在夫妻關係、親子關係上，或者是公司內部同事的人際關係當中，如果你發現長久以來「彼此關係實在不好」的話，就請自己率先道歉吧！如此一來，對方也很難再指責你了。

其中，或許有人會繼續主張：「是啊！就是你的錯！」但通常情況下，就在你跟對方道歉的那一瞬間，彼此之間的「業」就會開始崩壞，彼此之間的不愉快，就會開始溶解。

如果你已經學習了真理，並且比對方擁有著更堅強的精神，那就必須要率先原諒對方。透過原諒對方即能治癒的疾病，實在是太多了。

罹患疑難雜症的人，大多都是持續抱持著「無法寬恕對方」的情緒。

此外，即便從法律上來看自己是對的，也同樣適用於該原理。譬如「強盜、小偷等闖進家裡」，或者是「自己的女兒被變態者殺害」等事件中，身為受害者勢必會感到難過、悔恨，並且會憎恨兇手。

特別是遭遇「孩子被殺害」的慘案時，死者的父母通常是會極度怨恨兇手，因而希望犯人被判處死刑。有些人執意「無法容忍對犯人只判處無期徒刑，必須處以死刑」，追究時間甚至長達十年、二十年。

然而，對於受害者的父母而言，長久地憎恨對方，其實也是非常不幸的人生。這種恨意在給他們帶來無盡痛苦的同時，甚至還可能招來疾病。

如此憎恨他人，這無異也是對自己的一種懲罰。所以說，到了某個時間點後還是要寬恕他人。

過世的孩子已經回不來了，所以父母要做的就是供養孩子，祈求孩子在來世能過上幸福生活。如此一來，孩子的靈魂才能夠獲得救贖。

反之，如果父母一直抱持著強烈怨念的話，那已逝的孩子也會認為：「沒錯、沒錯，就是他的錯！」於是就跟父母一起怨恨對方了。但如此一來，亡者是難以無法回到天國的。

只有抱持寬恕之心，孩子的靈魂才有可能回到天國。

若法官在法院做出了公平的審判，那就另當別論。但如果不是這樣的話，到了某個時間點後，還是必須學會原諒對方。

人生試煉中，必有前世的緣由

引發犯罪事件的人，大多都是不幸之人。從他們的家庭環境、成長經歷，或者是現在的生活狀態中，不難發現他們通常都有著許多的不幸。因此，若能對犯罪者的不幸予以理解的話，那麼「原諒他們」也就沒那麼難了。

如果到了某個時間點後，還不原諒他們的話，自己也將會變得不幸。人不能在恨意中度過一生，這也表示人必須要有宗教心。

不要讓一次的犯罪，導致加害者和被害者都變得不幸。加害者因為犯罪，已經得到了應有的懲罰。對於那個已經得到懲罰的人，如果還想進一步懲罰此人的話，那就等於自己犯罪了。因此，切忌如此行事。

「寬恕他人」，確實是一件很難的事情。因為自己原本幸福的、充滿希望的未來被他人破壞了，所以自然會產生憎恨情緒。但請看看整個世界，並不是所有的人都過著充滿希望的生活。

人生當中有各種試煉、痛苦，會遭遇各種各樣的事件。但自己所碰到的事情，必定都有它存在的理由。藉由讀取此人的前世，就可以發現那理由是什麼。譬如「遭遇殺人事件」的情況，看看此人過去的輪迴轉生，就會發現此人也曾捲入過類似的事件。

特別是過去發生過許多戰爭，在輪迴轉生的過程中，幾乎每一個人都曾殺過人，甚至有過多次殺人或被殺的經歷。因此，今世又以其他形態出現，譬如犯罪事件、交通事故，或者是疾病等等。

許多事情是無法從今生找到答案的，所以要多加學習，不要太過於責備他人。總之，各位必須要認識到「佛神的心是很深遠的，佛神必定對自己有著某種期待」。

5、察覺到自己已被賜予了什麼

察覺自己已被賦予了許多，調整自己的話語

前面我們講述了要過著「感謝的生活」、「笑容的生活」，接下來就要認識到「自己現在已經被賜予很多了」。

誕生於世間之時，自己已具足了許多東西，當發現到自己「已經擁有這麼多東西」時，不幸的感覺就會漸漸消失，疾病也會開始好轉。

一旦生病的時間變長，人就容易口出惡言、不平不滿等。初期時也許有很多人來探病，那時會覺得這些人真好。可是，當人們來探望自己的次數逐漸減少時，就會開始講惡口。不過來探病之人聽到惡口之後，就不會想要再來了。他們不來的話，病人就更會講惡口。如此一來，就將步入可悲的惡性循環了。

要病人自己去調整言語，還真是不容易，但如果真心希望他人來探病的話，那就不可以再講惡口。若是講些好聽的話，家人和朋友們還願意去探病。但若是前往探病時，總是聽到負面的話語，那誰會想去探病啊？所以說當父母、或是祖父母生病時，若孩子不願意去探病的話，總是有其理由的。

我的祖母在晚年時，就遇到了如此情形。她總共有八個孩子，但最終由誰來照顧她卻成了問題，結果只好由孩子們輪流照顧。起因是祖母喜歡嘮叨，所以大家就受不了她。兄弟姊妹間，互相以「奶奶之前最照顧你了，所以應該是由你去照顧奶奶」為藉口，其結果就是奶奶輪流住在孩子們的家。但最後，她還是主動住進了醫院。

但住進醫院之後，她依然是能說會道、頭腦轉得很快，用一種特別的方法將大家吸引過來探病。

這個方法是什麼呢？那就是在紙上寫下了孩子們的名字，並且附上一句話「請你來醫院探望我」。之後，她將紙條繫在病床的扶手上。如此一來，被寫下名字的孩子就會莫名地感到頭疼，所以就必須要去醫院探望她。

那種感覺就好比是套在孫悟空頭上的緊箍咒，因為腦袋被擰緊後會感到疼痛，所以就明白「現在必須去醫院探望祖母了」。匆忙趕到醫院後，就會發現祖母的病床上，果然繫著寫了自己名字的紙條。

這聽起來似乎毛骨悚然，但我祖母好像真的擁有「靈力」。因此，就算是她不給大家打電話，大家也都會被她吸引而去，我想這大概是祖母的念力太強了吧！

就像這樣，雖然當事人沒有察覺，但實際上在自己過去的人生態度中，已出現了許多問題。過去在對待兒孫時，兒孫對自己已經有許多不滿，只是一直忍著而已。

因此，當發現到孩子、孫子們不想來探病時，就要開始反省「自己是不是做了什麼不公平的事情？或者是說錯了什麼話？」如此一來，情況就會開始好轉了。

尤其是上了年紀以後，人會變得任性，就好像小孩子一樣，所以自己必須要加以警惕才行。

對於人際關係，有時必須理性的切割

在漫漫人生當中，若想要完全地克服人際關係的課題，其實是非常困難的。有時候需要像都市人那般理性地乾脆行事，有時候又需要去明辨其合理的想法以及事情的大小。

隨著年紀逐漸變大時，人就會開始講述「儒教思想」，想要向孩子們講述「孝道的重要」。

被孩子拋棄之後，做為父母的習性，就會開始講述孝敬父母的重要性。孩子們聽久之後，慢慢就會煩了、膩了，於是就會充耳不聞。

過去的人遵循儒教的思想，主張「父母過世以後，要服喪三年」，但現在已經是不可能做到了。如果現代人也照做的話，恐怕就要面臨失業的困境了。總之，現今很難再繼續過去的道德標準了。

6、抱持信仰心是長壽和健康的秘訣

依循真理而過能使「光」變強

若是宗教團體對於醫院所進行的醫療行為太過於批評的話，恐怕就會被說成「妨害營業」。然而，在宗教當中，的確是能治癒許多疾病的。

其根本就在於「信仰心」。一旦建立起信仰心，並且依循真理過生活的話，自己的光就會變強。於是，自己的疾病就很容易痊癒。在某種程度上，甚至還可以治好他人的疾病。特別是因為受到惡靈影響而產生的疾病，更容易治療。

之前也有提過，人體的病變通常是從幽體發生異常變化開始的。因此，為了避免因為惡靈影響所導致的幽體異變，最重要的就是要將真理實踐於每日生活當中；這是萬全之計。

從整體上來說，抱持著光明思想的人，通常都能夠健康、長壽。

事實上，萬事皆有兩面性，既有光明面，亦有黑暗面。對於任何事情，都只朝著光明面看的人，一般來說都是長壽的、健康的。此外，在小事上不過於拘泥、不拖拖拉拉，並且擁有清爽心境的人，大多都是沒有疾病且長壽的。

如果很少依賴他人的話，其人際關係反而會更好。

即便是一個上了年紀的人，如果也決心要自力更生的話，那麼其親子關係、兄弟關係或夫妻關係總是會比較好。反之，若事事都想要依賴他人的話，最終只會造就相當殘酷的結果。

請各位記住「良好的人際關係，一定是建立在彼此能夠獨立自主的個體之上」。

尋找醫學與信仰的「中道」

事實上，藉由信仰即能夠治癒疾病，今後，我也想要增加這方面的法話。在日本有一項「醫師法」的法律，該法規定只有醫生才能夠進行醫療活動。

但在過去的歷史當中，宗教曾經治癒過許多疾病。只不過，在當今社會當中是難以說出「宗教能夠治病」的，真的是很傷腦筋。由於現代文明是建立在唯物論的基礎上，所以人們很難對宗教建立起信仰心。此外，考慮到醫生也要謀求生計，所以宗教就做了某種程度的妥協。

如果生了病，到醫院去看病當然也可以。但若能抱持著信仰心，疾病就會好得更快一些。如果還能夠瞭解人生的目的和使命，那就更能夠度過幸福的人生。這兩者之間的「中道」，即是幸福科學的想法。

以上即為關於「健康與幸福」的論述，若能成為各位讀者的參考，那就再好不過了。

專欄一：如果擁有著「永遠不生病的身體」？

對於人類而言，希望「疾病能治癒」是很自然的情緒。幸福科學也希望站在宗教的立場上，盡可能地提供協助。

不過從另一方面來看，就如同佛教的教義——「人生終究難逃疾病與死亡」，這也是不爭的事實。

雖然人生中罹患的疾病能夠暫時被治癒，可最終還是無法免於一死。固然有因為衰老而過世的人，但大部分的人都是死於某種疾病；這亦是我們在人生中不得不接受的命運。

若只看到這個部分，各位或許會覺得死亡是不好、不幸的事。但若是從「人會不斷輪迴轉生」這博大的人生真相來看，就必須瞭解到「死亡本身是一種慈悲」。

假如人類能擁有一個「永遠不會生病的強健肉體」，那麼會是什麼樣子呢？

舉個例子來說，二十世紀初期，美國開發了T型的福特汽車。如果經過百年之後，這種汽車仍然還在道路上行駛，那將會是什麼後果？各位不妨如此想想。

如今已是豐田的油電混合動力車等盛行的時代，就算T型福特汽車再怎麼結實，怎麼耐踢、耐敲，永遠不壞，通常到了某個時間點以後，人們還是會有「想換新車」的念頭。

人們會逐漸更換具有因應時代需求性能的新車，因此，「永遠不壞」未必一定是好事。

同樣的道理，人類為了新的靈魂修行，也需要不斷地更換嶄新的肉體，以適應各個時代的人生計畫及其職業。

不斷擁有這些新選擇，是一種幸福。而這幸福的代價，就是老舊東西的毀滅。

就如同新車終究會變成二手車、廢車一樣，人類的肉體也會逐漸地變老、直至死亡。

同樣的狀況不會永遠持續，人類也不可能存活數百年。

為了保持健康和長壽而不懈努力，這種態度固然重要。可是，坦然接受「在人生當中罹病過世，亦是偉大計畫中的慈悲」這一事實，也是很重要的。就如同新車終究會變成二手車、廢車一樣，人類的肉體也會逐漸地變老、直至死亡。

同樣的狀況不會永遠持續，人類也不可能存活數百年。

為了保持健康和長壽而不懈努力，這種態度固然重要。可是，坦然接受「在人生當中罹病過世，亦是偉大計畫中的慈悲」這一事實，也是很重要的。

第二章　如何克服憂鬱症——找回「開朗心情」的聰明訣竅

第二章　如何克服憂鬱症──找回開朗心情的聰明訣竅

1、折磨現代人的「憂鬱症」真面目

為什麼升職的人會患「憂鬱症」？

在本章中將以「憂鬱症的應對」這個主題來論述。最近電視媒體出現了許多與憂鬱症問題相關的節目，我自己也覺得，「憂鬱症是現代社會的一大問題」。因此，作為宗教的幸福科學，也有必要說明關於憂鬱症問題的應對方法。

據說現在三十多歲的人特別容易患憂鬱症；剛三十出頭就患憂鬱症，聽來很令人驚訝，會有憂鬱症似乎大都與工作相關。特別是升職之後的「升職憂鬱」，尤為常見。

整體來說，幸福科學教導人們「升職是好事」，或許本會的教義還有若干不夠完備的地方。

幸福科學有舉行「升遷祈願」等宗教儀式，並教導大家「地位變高，居於需要負責任的立場」，或者「成為能幹的人都是好事」，所以我們並不樂見升職的結果是讓人罹患了憂鬱症。

確實，「責任變重」或許很辛苦，年紀輕輕就擔任要職，有時可能反而會破壞其人格。

一個三十多歲的人材，當上了主任或科長後，卻因憂鬱症而崩潰，那就太可惜了，所以一定得提出些對策來應對才行。

如果一個人早就下定決心，一心以當上總經理為目標，那麼不太可能在主任或者科長的階段就崩潰；但一般人突然晉升為主任或科長，可能會承受不住這樣的重任。手下突然多了部下，想必有很多地方都讓人不知所措。

不過，這種人的心理準備，顯然有些不足。

平時就應該在長達幾十年的漫長期間中，提早思考自己將來是否要成為總經理、公司重要幹部，或是部長，雖然有不少職位，但自己最終希望能達到哪個等級？需要先做好這樣的心理準備。

「某一天突然被告知自己高升了」，這種倉促的狀態，說明人生的戰略性不足；應該在更早之前就做好心理準備才對。

或許現在每個人的立場都不一樣，但是即使面對突如其來的任命，也必須做好心理準備，「好！這一天終於來了！」沉著冷靜地接受升遷的結果。至少在半年或一年前左右，就要做好心理準備。

這麼一來，就能夠平靜地接受這個結果，相對地，沒有做好準備的人，則要面臨悲慘的下場。

升遷或調動之前應做好的「準備」

那麼，到底該如何準備呢？

那就是在自己還是普通的職員時，就仔細觀察公司裡正在擔任主任、科長、副課長、課長等人的工作方式。

在自己還處於不需負重責的位置，在「到了傍晚就開始想著今晚要去哪裡玩」的年代裡，若能仔細觀察「擁有頭銜的人們都在做些什麼？」並且深入思考，其實那會為你帶來相當大的幫助。

會這麼做的人，已經早有心理準備了，所以即使面臨升職，也不會突然患憂鬱症。因為這種人早就思索過，當自己站上相同位置時，需要處理什麼樣的工作。

當然，升職憂鬱症當中，除了「立場上的高升」外，還有因為調差所帶來的「調差憂鬱症」。

比方說，從大阪調到東京、從九州調到大阪，或者從東京調到海外的紐約等等，有些人也會因此而患憂鬱症。

我任職於貿易公司時曾被調到紐約，雖然還不致於患憂鬱症，但心情上確實有點難熬。

在那之前我既沒有出國旅行過，也沒有上過英文補習班。雖然聽說貿易公司裡半數的人都會調派海外，但我從沒想過會是自己，因此一點準備都沒有。突然之間要我去紐約，其實很讓我頭痛。

通常人們會先上幾個月的英文補習班後再出國，甚至有人會在進入公司之前就先學好外語，取得相關證照，或者出國旅行累積經驗吧！像我這樣「第一次出國」的人，反而是比較少見。

如上所述，因為缺乏自信，所以覺得難熬，因而可能患憂鬱症。一個充滿自信的人，是不會染上憂鬱症的。

2、給苦於「憂鬱症」者的處方箋

熬過「工作不順的時期」，促進成長的思考方式

升職、調動等等雖然可能成為憂鬱症的導火線，但是從「人生的再出發」這個角度來看，不見得是壞事。

比方說，長年持續做同一份工作，任誰都可以把這份工作做得很好，但突然轉換職場或者職位提升，難免會有一段時間暫時無法順利工作。一般員工成為主管後，不可能馬上學會主管的工作，所以必須暫時沉潛在水面下，因而會覺得痛苦。

可是，必須視這些為一種自我成長。「大約過半年之後，一定要設法浮出水面，探出頭來」立定這個目標後，就要全心努力。

我想在這之前一定很辛苦。

在直到頭探出水面，「呼」地一聲，終於能夠盡情呼吸之前，都會感到非常痛苦。這就像在河邊的砂地上跑步一樣，有種使不上力的感覺吧！

工作上面臨意料之外的突然調動、升遷等，大概會有半年期間都像在砂地上跑步一樣，體會著「明明用力地往後蹬，但是卻無法大步前進」的感覺。

這是相當辛苦的時期，但除了咬牙熬過之外，也別無他法。

陷入這種狀態的不只你一個人，每個人都有過類似的經驗，所以千萬不要輸給工作不順的痛苦。

這半年左右或許會覺得相當辛苦。

這時，也在考驗你「是否能夠忍受自己無法像之前一樣平順地工作？是否能夠忍受低分的自我評價？」必須要咬牙熬過這段時期，再靜心等待挽回的時機。

這段時期中，不可能會有突如其來的形勢逆轉，一切都只會逐步點滴地前進，有時在跨過某個階段後，會突然變得比較順利。

重要的是，能否熬過這之前的辛苦時期。

將煩惱寫在紙上，就可以清楚知道該從何處著手

有時因為煩惱太多，可能會不瞭解「自己為什麼會混亂、陷入憂鬱症狀態而覺得痛苦？為什麼喪失幹勁和對將來的期望，心情低迷消沉？」

這種時候該怎麼辦？我過去也曾經說過許多次，那就是「把煩惱寫下來」。

這同時也是我親身實踐過的方法。

先準備一張紙，試著在上面寫下自己的煩惱。

以條列的方式寫下，「到底哪裡出了問題？自己為何而煩惱？」

你能寫出幾個呢？寫下上百個煩惱可是件大工程，但再怎麼想，都很難想出一百個吧！

我從前剛進入貿易公司工作時，也曾經試著寫出自己的煩惱，但是再怎麼想，都不超過二十個。

把煩惱寫在紙上後，接著請看看這些煩惱，然後替這些煩惱標上優先等級。依照重要程度重新排列這些煩惱，再抄在表上。

然後，再次看看這份表格，應該會發現其中又可分為：能夠運用自己的努力而消除的煩惱，和無法消除的煩惱。有些煩惱不管再怎麼努力都無法消除，也有些是可以靠努力而消除的；這時應該要做出判斷。

對於「無論如何都無法消除」的煩惱，就暫時擱置一旁，也可以標上三角形或者打叉，總之，將擱置不管的項目標上符號，藉此選出自己可以解決的項目。

此時應該思考的是：「哪個煩惱可以解決？」

接下來只要將有可能解決的項目，依照優先等級的高低一一努力消除即可。

以我自己的例子來說，花了一年時間，二十個煩惱中能夠解決的只有幾個，並沒有辦法消除所有的煩惱。但是，剩下的十幾個煩惱，其實都是無法解決或無所謂的事。可以說那些是杞人憂天的內容，或者是空泛的煩惱。

能夠自己解決的煩惱雖然只有少數幾個，但也有許多根本不需要解決的煩惱。

與其在意他人的評價，更應該努力改變自己

特別是在與他人評價相關的問題上，許多時候即便是自己再努力，也無能為力。關於「別人對你有何評價」這個問題，可能有上司的評價、同事的評價、部下的評價、客戶的評價等等，有來自許多人的評價。

努力想要「改善他人對自己的評價」，有時候確實可以改變，但也會遇到終究無法改變的時候。

每個人都有自己的好惡，比方說，以負責人身分拜訪客戶時，對方可能不太欣賞你等等。

嘗試「努力改變對方的評價」固然是必要的，但有些時候，你就是無法改變對方的看法。

當知道了「對這個人來說，我是他討厭的類型」時，也只能放棄。其實也可以換個想法：「我現在運氣不好，雖然跟這個人合不來，但總有一天會遇到合得來的人，過一陣子也有可能調動或換職位。」或者是：「既然對我的評價不好，那最好儘量去向我的上司告我的狀，這麼一來就可以換其他的人來負責了。」

我想最痛苦的莫過於在人際關係的立場上左右為難，以及他人評價相關的問題吧，可是實際上，有很多事情並非是自己所能夠掌控。

自己所能做的，只有「改變想法」而已。

我們能做的只有去思考：「自己是怎麼想的？要如何應對？要有什麼樣的心態？」

我們不能左右他人給予自己的評價，使其改變成自己所期望的內容，但是我們可以選擇「自己怎麼看自己？自己要採取什麼樣的態度」；希望各位把焦點放在這些部分。

就算其他人看不起你、侮辱你、取笑你、輕蔑你，都「請便」，因為那是對方的自由。

那個人或許將身為佛子、神子的自由，用於不好的方向。或者，那個人現在看似在折磨你，其實有可能是為了磨練你才發脾氣的。

實際上，這兩種情形都有可能存在。有可能真的因為討厭你而發怒，也有可能是為了指導你，這兩者都有可能。

人的評價只是一個結果而已，自己能努力改變的就去改變。例如改變自己的想法、改變對人的態度。首先，努力「從改變自己開始」，才是最好的方法。

讚美自己，可以讓在水面下潛沉的心浮起

患憂鬱症的時候，需要暫時浮出水面。一直沉在水面下、悶在海底的狀態是相當辛苦的，所以不管怎麼樣都要努力探頭浮出水面來，呼吸新鮮的空氣。

在我的著作《希望之法》裡也提過，如果別人不願意稱讚自己，那麼只好自己稱讚自己了。

就算有人討厭自己，但在這世界上並不存在著徹底失敗的人，不管是個什麼樣的人，如果有心要稱讚，都不至於找不到值得讚美之處。既然別人不願意讚美，那麼就由自己來讚美自己吧！

讓我們來想想自己有什麼值得讚美的地方，至少可以找出一兩個來。

假使是家庭主婦，可以試著問丈夫：「我一定有什麼優點吧？要是什麼都沒有，你也不會跟我結婚了。對吧？說說我一兩個優點吧！」

如果丈夫回答：「妳現在沒有優點。」那就繼續追問：「可是十年前結婚的時候，一定有什麼優點吧？你喜歡我哪裡？你以前從來沒有清楚地告訴過我，現

在雖然晚了十年，還是請你告訴我，到底喜歡我哪裡？」

這麼一來，丈夫說不定會給你一個意想不到的答案：「我最欣賞妳不太在乎男性的打扮。一般女孩子可能會挑剔我『怎麼連續三天都打同一條領帶』覺得討厭，但只有妳從來不在意這些地方。」

3、享有「明朗人生」的秘訣

現在的煩惱，終將成為引導後輩的智慧

活在世上會遇到許多令人覺得丟臉的事。

但是，如果對於每件事都感到受傷的話，那麼不管自殺幾次都不夠吧！從某種意義上來說，人生是一場會不斷遇到丟臉之事的旅程。

不過四十歲過後，會開始看到其他人重蹈著自己過去的覆轍。二十多歲或者三十出頭的人，怎麼一個個看來都那麼愚蠢。

當我們具備指導年輕人的能力之後，會開始意識到自己的成長；這也是人生的樂趣之一。

相對於在三十多歲就患憂鬱症的人，已經克服重重難關活到四、五十多歲的人，能夠指導其他人該如何生活；這就是人生當中難以形容的樂趣。

因此，不可因為小小的憂鬱症就認輸。

在許多新環境或者立場上，都可能嘗到失敗或者丟臉的經驗。「如果地上有個洞真想鑽進去」，這種心情有過一兩百次是很正常的。

聲稱自己「一次都沒有過」的人不但少，而且反而奇怪。這種人或許把自己理想化，認為自己是完美的人，但他們很有可能無法體會其他人的心情。

從這個觀點看來，那些覺得「如果地上有個洞真想鑽進去」的人，很能感受到其他人的視線和話語，說不定是很出色的人。

壞事快遺忘，好事記長久

因此，請務必改變你的想法。

要告訴自己，「自己現在正在累積經驗，終將有那麼一天會需要去指導跟現在的自己一樣的人」。熬過這段時間，堅毅奮戰，最後你一定可以成為這種人；千萬不可以放棄。

就算丟臉，也要馬上忘掉，人能「遺忘」，是很可貴的。人會陸續接觸新經驗，忘卻過去的事。由此看來，再也沒有比忘卻更出色的了。

遇到不好的事就馬上忘掉。能越早忘掉的人越優秀，把壞事長久記在心中的人，是愚蠢的人。

偶爾遇到好事、被稱讚等等，就長長久久地記住它們；這種人才是優秀之人。

受到稱讚後永遠記住，被責罵則快點忘掉。這就是享有開朗人生、長壽的秘訣。

專欄二：人需要睡眠的真正理由是什麼？

據說「拿破崙一天只睡三、四個小時」，忙碌的現代人中，也有人認為「睡眠是浪費時間」。這些人有種錯覺，認為睡眠時間愈短，活動時間就相對增加，所以可以做更多工作。

世界上還有一些以推薦「短眠法」為生的人。

可是，我也聽說過有人實際嘗試過短眠法後，剛開始自稱「只睡三小時也不會累」，精神抖擻地工作，過了一個月左右後，就漸漸開始精神渙散，導致工作上的失誤增加，最後被公司開除。

雖然這是比較極端的例子，不過由此可知，這些人並不瞭解「睡眠真正的意義」。

我們的靈體在睡眠中會脫離肉體，回到實在界去；這是一種「返鄉」

的現象。為了不讓人們忘記自己本來是一種靈性存在，才賦予了人這樣的習性；這就是睡眠的意義之一。

另一層意義就是「補給靈界能量」。

我們的肉體靠食物來滋養，而靈體則需要來自實在界的靈界能量來滋養。

靈界能量的一部分可以藉由食物而吸收，比方說肉類、植物、穀類或牛奶等等，原本就有生命能量，所以有一部分可以從食物中吸收。

但光這樣是不夠的。

如果人只是一個肉體，那麼光吃食物就可以生存，但人是精神性的存在，所以如果沒有透過睡眠接收實在界的能量，在靈性上就無法存活。

人平均需要長達八小時的睡眠時間。

就算是機器，也很少會讓它休眠八小時吧！

但若是人沒有休息那麼久，就會撐不下去，因為睡眠是為了獲得實在界的能量。

人擁有著永恆的生命，在漫長的輪迴轉生的過程中，寄宿在肉體的時間其實只有轉瞬而已。

除此之外，人皆是過著漫長的靈性生活，為了不忘記這一點，利用睡眠時間回歸靈界，是非常重要的。

第三章　健康的復活——每個人皆宿有「再生的力量」

第三章　健康的復活——每個人皆宿有「再生的力量」

1、超越醫學常識的「奇蹟力量」

現代會有奇蹟發生嗎？

本章中將以「健康的復活」為題來講述。

以往我的法話中，關於疾病和健康的內容並不算多，但這確實是宗教中需求極高的主題，今後我也打算增加這方面的內容。

創辦幸福科學時，我對治病並沒有太多興趣，但是配合對於宗教的需求，開始進行有關治癒疾病的祈願之後，出現了許多疾病得以治癒的事例。不過現在還處於助跑階段，我認為今後還會有現在的十倍，甚至於百倍的疾病痊癒現象。

基本上，之所以現代的疾病無法治癒的原因，就是因為大多數人都接受唯物論的教育，存有著唯物論的觀點。

人們都被教導「奇蹟是不可相信的」，大部分人的「常識」都是「疾病是不可能奇蹟地痊癒」，在這種念波影響下，自然就很難發生奇蹟。

可是，如果信仰的人漸漸增加，那麼「相信的力量」就可以擁有一定的強度，在這個信仰者的團體中，會形成某種靈界，或者說是異次元的世界，此時就會開始出現三次元世界（這個世界）難以發生的事情。

敗給三次元的常識，就不會產生奇蹟，如果深信「超越三次元的力量才是理所當然」，那麼就會一點一滴地慢慢產生許多奇蹟。

這跟教團的發展、對教團的信賴、信仰的強度等都有關係。相信的力量越強，奇蹟也就會越來越多。

從古代埃及的再生術看「人體的奧祕」

或許大多數現代人難以相信，但在古代埃及的宗教中，確實進行過「再生術」。

這種再生術是指，例如「當戰鬥等等失去手或腳時，可以讓失去的手腳重生」。

現代人聽了可能會覺得驚訝吧！在現代幾乎沒有人會相信這種事，可是在數千年前的埃及，留下了進行這種再生術的記錄。

根據我進行的靈性調查來看，這種再生術似乎使用了一般所稱的「水晶能量」。

進行治療的術師，使用了水晶金字塔的金字塔能量，以及類似希臘的海爾梅斯神所持的「凱羅凱恩之杖」，上部裝有水晶的神杖來進行治療。

關於這一點，還需要進一步研究，不過可以知道，宗教確實進行了這種讓損傷部分重生的治療術。

失去的手腳是否重生，每個人都可親眼確認，所以如果是作假，不可能長久持續。因此，我想這種再生術確實存在。

這種再生術的根源，似乎來自太古的亞特蘭提斯文明，亞特蘭提斯曾經有這種治療方法，後來傳到埃及。

可是，從某個時期開始，就不再進行這種再生術了，或許是因為不相信的人變多的關係。

人體中宿有治癒疾病的「再生力量」

不過，現在仍然有蜥蜴等生物，具備重新生長出身體所喪失部份的能力，螃蟹的螯也會再生，所以我想人類原本並非完全沒有這種再生機能。既然有些生物具有能夠再生自己的腳或尾巴的力量，那麼同樣身為動物的人類，這種機能又怎麼可能是零呢？

我認為，這些功能只是沉睡在我們體內。

人類完全忘記我們有這種能力，因為「不相信自己有這種力量」成為一種共通的概念，所以就變得無法行使這種能力了。

可是，即便是到了現在，人們也知道自己身體的某些部分能夠再生。皮膚受損了可以再生，衰弱的器官也能夠恢復。雖然速度很慢，但許多部分都確實可以恢復。

人類的基因當中包含人體整體的設計圖，精子卵子合體後的小細胞，最後長成龐大的身體，成為完整的人類軀幹。

如果人類體內原本就有這種設計圖，那麼不管是內臟或者骨骼、大腦、頭蓋骨、手腳等，假使在人生中因為受傷或疾病，導致身體某部分無法繼續使用，只要能啟動基因原始的力量，一定有可能讓該部分重生。

能否引導出這種再生的力量，就是治病的關鍵。

疾病無法治癒的理由就如同我之前所說的，是因為人類接受唯物論的教育，打從心底不相信會有奇蹟發生。因為這樣的想法變成常識，人們只相信「以物質對抗物質」的唯物治療方法，所以疾病才治不好。

但是，當信仰的力量增強，一定會發生許多驚人的奇蹟。

2、探索「心的力量」和疾病的關係

疾病是否能治好，全看如何運用「心的力量」

「相信的力量能治病」，其實並沒有那麼不可思議。

雖然人們自以為自己沒有「治癒自己的能力」，不過幾乎所有人都有「製造疾病的能力」。

即便沒有能力治好癌症，但大概所有人都有製造癌細胞的力量。只要勉強自己、不好好照顧身體、過著情緒混亂、破壞性的生活，我想一定會得癌症的。

在身體裡製造出癌細胞，其實是相當困難的。話雖如此，但人總能輕易地製造出癌細胞，只不過無法自己清除掉而已。

這表示人們並不知道「自己的身體是由自己的意念所形成」，不瞭解念力和心的「形成力」，還沒有充分掌握到如何使用意念。

破壞性的意念要多少就有多少，但現今的事實是，大部分的人都沒有學會如何使用良善、和諧以及具有建設性的意念，所以才無法治病。

既然自己可以製造出疾病，那麼自己治癒疾病，也應該是可能的。

首先，認識到這個道理，是治癒疾病的第一步。

把疾病製造出來的，就是你自己。

如果我對各位說：「請試著在一年內生病。」雖然世界上也許有人健壯到不管怎麼折騰自己就是死不了，但大部分的人如果要故意生病，那是有可能的。

比方說，「通宵達旦地工作」、「明明無法負擔一億日元以上的欠款，卻借了十億日元」、「夫妻每天晚上都吵架」等等，如果有這種情形，應該很快就會生病吧！或者也可能因為「孩子不聽話」而生病，年輕人可能因為失戀而生病等等。

如同先前所述，人很容易就會生病。如果因為精神上的打擊，導致身心失調，馬上就會引發疾病。

是否在疾病中逃避人生

自己可以製造出疾病，但卻無法治癒，這實在是太奇怪了。無法治病，其實是因為「不想治好疾病」。因為自己生了病，就可以成為自己不滿足、失望感，以及能力不足的藉口。簡單地說，就是「只要生病，一切就可以被原諒」。

比方說，自己能力不足這件事，因為生病可以被原諒；收入無法增加，因為生病就可以被原諒；對孩子的教育失敗，因為生病也可以被原諒。這些例子中生病的可以是自己、孩子，或者是其他的任何家人。

另外，談戀愛被甩了，如果生病，似乎就可以逃離這個問題。

因此，請各位務必瞭解，所謂生病，其實不是一種偶然，有時候是為了追求一種「人生的逃避」，而自願生病的。

身體狀況不好、染上疾病時，請再次確認：「我是不是在替自己尋找逃避的藉口？我是否藉由疾病來逃避？」

如果對生病的人說：「你根本是拿生病當藉口在逃避吧！」大部分人聽到後，

想必都會生氣。對方說不定還會大罵：「要是來探病，說幾句安慰話也就罷了，竟然說我『用生病當藉口在逃避』，簡直太失禮了！你這種人乾脆下地獄去吧！」

人在表面意識的層面，並不認為自己渴望生病，但以第三者的眼光客觀地觀察此人生病的過程，就會知道此人確實在渴望某個逃避的出口。

此人需要以疾病來說明自己活得不盡如意、事事不順遂，或遭受挫折的理由。

此外，一個勤勉、很少休息的人，也可能會自己製造出疾病。

實在無法休息的人、無法原諒自己休息的人等等，要是不生病，就無法停下來休息。所以，身體會自己製造出疾病，告訴你：「你該休息了！」其實很有可能是潛意識很想要休息了，才因此生病。

因此，必須要客觀地觀察自己的疾病，想想「為什麼自己會得這種病」？

免於罹患癌症的自我檢查項目：是否有「攻擊性的情緒」和「自我懲罰之心」？

在我的著作《復活之法》中寫道：「癌症是因為對他人的攻擊性情緒和自我懲罰之心所產生的。」

但是，我也希望各位知道，並不是只有壞人才會得癌症，好人不會得癌症的真相。

就像前面所舉的例子，即使是好人，也常常會勉強自己。正因為是好人，所以才會勉強自己、讓自己背負過重的負擔，既不休息也不逃跑，再三強逼自己。然後不知不覺中自我毀滅的意念逐漸累積，終致累垮自己。因為這種人除非自己真正倒下，否則都不會放棄。

有時候其實明明還可以工作幾十年，卻因為太過勉強自己，結果提早讓自己倒下。

因此，會不會得癌症，光是用一個人是「好人還是壞人」這個觀點來判斷並不充分。以客觀的角度看來，當自己對心靈和身體的「經營」失敗時，就可能會出現疾病。

攻擊性強的人，持續對他人懷有憎恨、憤怒等強烈情感，這種意念有時會讓對方因此病倒；不過，這個意念也有可能並沒有傳達到對方，反而讓自己生病了，所以不得不小心。

其實，自己生了病，只是讓懷恨他人的自己吃更多的虧。為了想打倒對方，而發出「生念」，但是當對方沒有受到影響時，這個意念就會打回自己身上，因而讓自己生病。

如果覺得「要是自己罹患癌症就太不划算了」，那就必須停止散發出這種負面意念。對他人的憎恨、憤怒等等攻擊性念波，若不適可而止，就會對自己的身體帶來不好的影響。

因此，為了保護自己，必須平緩責怪他人的念波，保持和諧的心境。

再者，自我懲罰之心也是罹患癌症等疾病的病因。擁有宗教性格之人所生的病，多半是源自這種自我懲罰的心念。

簡而言之，自己無法原諒自己這個「有罪之人」。

無法原諒自己在過去所犯的種種失敗、過錯以及對他人犯下的罪行等，鬱鬱寡歡的情緒經過多年的積累，就會形成病灶。

錯誤的意念，會使自己身體虛弱的部分潰堤

對於「自己製造出的疾病」，無論其疾病的種類為何，通常會從自己身體最虛弱的地方開始發病。並不是說「只要有某種意念，一定會得某種疾病」，而是會從身體裡最虛弱的地方出現病症。

因此，不管是癌症、心臟病或腦、血管的疾病，任何疾病都有可能出現。這錯誤的意念會找到身體最弱的部位，讓疾病出現，所以即使醫治好這個部位，也還會在其他地方出現疾病。

當然，也有可能因為天生體質的關係，身體裡有些地方較強、有些地方較弱，但其實任何疾病都有可能出現；疾病就是這麼一回事。

那就像是河川氾濫時，堤防最弱的地方會潰堤一樣。隨著河水的增加，堤防較弱或者較低的地方等就會出現潰堤，而導致河水氾濫。同樣地，一旦持有想要引起疾病的意念，此意念就會開始尋找身體虛弱的部位，然後造成這個部位潰堤。

諸如上述，疾病會出現在身體中較弱的地方，即使治好了這個部分，又會出現

在下一個較弱的部分，這跟阻止河川氾濫的情況一樣，需要從根本上來解決才行。

3、「家庭問題」與疾病之間的意外關係

無法戒除煙酒的人，真正的心聲是什麼？

雖然並非所有疾病的原因都在於心，但是我們可以說，「疾病約有七成的原因都起於心」。

當然，也有因為世間的原因、物質的原因所導致的疾病，比方說抽煙太多導致肺癌。吸煙者或許會舉出許多藉口吧！但其他人則會認為：「一天抽四十根煙，會得肺癌是理所當然的！」

在這個例子中，肺癌的直接原因是「香煙」這種物質，但是無法戒掉香煙，多半都是心理上的理由吧！或許是因為背負許多壓力而覺得焦躁，或者有罪惡感、覺得不安，為了想麻痺這些感覺，才始終無法戒掉香煙。

「無法戒酒」的情況也一樣。

適量飲酒固然對身體有好處，但如果喝到讓周圍的人多次勸阻「別再喝了」，身體一定會變差。這時候即使酒本身是直接的致病原因，但「對身邊人的提醒也充耳不聞」，從這點來看，生病的原因還是在於心。

比方說，有人覺得「不想回家」，因為回家後常挨太太罵，所以不想看到太太的臉，總是在外面喝了酒才回家。

太太聽了一定很驚訝吧！「我本來以為丈夫是因為愛喝酒所以才不回家，原來是因為不想看到我，才在外面喝酒。我從來沒想過會是這樣啊！」或許很多太太都會有類似的想法吧！

在男性朋友中，也有人搬出許多藉口，「回家後會被太太罵，所以不想回家」、「回家後太太會嘮叨『家裡沒錢了』，聽了很煩所以不想回家」、「回家後又要聽太太說小孩子的教育問題。我不想聽這些，所以不想回家」等等，拼命找出許多不回家的理由，結果卻因此生病。

另外，週末在家可能又要被太太說什麼，所以也有人因此出門去打根本不感興趣的高爾夫球，因而傷了腰。

即使是夫婦，彼此也很難理解這類心理狀況。

雖然有可能因為飲料、食物或香煙等物質的原因導致疾病，但是在其過程當中，某種程度上是源於心因性的部分，即心的問題；所以我認為大約七成疾病都與心有關係。

反過來說，只要治療好心病，大約七成的疾病都有可能痊癒。

給苦於乳癌或子宮疾病的人——觀察妳的潛在意識

特別是乳癌、子宮癌、子宮肌瘤等女性特有器官所發生的疾病，原因多半出自夫妻之間的不合。

「我丈夫有外遇，總是不回家」、「我丈夫在外面有女人」等情況下，如果是一個有能力駕馭丈夫，使其回心轉意的太太，那就能解決問題，也不至於罹患癌症。但對於沒有這麼堅強的人來說，猶豫又懊悔的想法，會逐漸累積在心裡。

這麼一來，就可能會罹患乳癌或者子宮系統的疾病。無法攻擊對方，使對方聽話的人，會反過來責怪自己。因為責備自己身為女性的價值和本質，進而讓疾病出現在女性特有的器官上。不消多久時間，身體就會出現異狀。只要短短幾個月，就可以看到癌細胞或囊腫等等。

此時當事人除了責備自己，其實同時也希望藉由疾病讓丈夫回心轉意、反省過錯。藉由自己「得了乳癌」、「得了子宮癌」，來譴責丈夫。

這是企圖威脅丈夫的念頭：「都是因為你，我才得了這種病！你給我負責！快點回家照顧我，不然我死了一定陰魂不散！」不惜生病也要讓丈夫反省。

即使當事人在表面意識沒有這種想法，在潛意識中卻有這個念頭，這也往往就是疾病的起因。

放下「譴責的心」，讓人生重來的思考方式

因為夫妻問題而導致疾病的情況，也有可能存在「我要讓病情更加惡化，讓

我丈夫好好反省」的心態，但如果有心想治好疾病，最好還是朝與丈夫和解、協調的方向去努力。

如果太過譴責對方，那就應該要改變想法，反過來反省自己不足的地方，發現對方的好處，給予讚美，這麼一來對方的態度也會變得溫柔。

先生既然是因為受到譴責而逃跑，只要放棄譴責，自然就會反省回家。

先生不回家時，太太往往會覺得：「我先生該不會是有外遇了吧？」諸如此類的想法，但是這種譴責的念頭，其實讓人很難承受。所以先生才會想逃開，流連在外，喝些其實沒那麼想喝的酒。

先生其實只是想逃避譴責的意念，只要太太變得溫柔，就會回來了。

對太太來說或許很辛苦，但重要的是和丈夫協調、和解，也不要忘記回頭反省自己。而當兩人有了「回到剛結婚時的心情，從頭再來」的共識時，對方就會有戲劇性的轉變，請務必試試看。這個結果絕對好過一命嗚呼。

人生可以重來許多次，切勿不斷譴責你的先生。不要再重提十年、二十年前的舊事，因為一些瑣碎的事情而抱怨，否則事情會向擴大傷害的方向發展。傷害當然越小越好，希望各位能朝向修復關係的方向去努力。

女性因家庭關係的苦惱而生病的例子比較常見，特別是跟丈夫的關係導致疾病的狀況非常多，不過子宮疾病除了丈夫以外，也有可能起因於與孩子相關的煩惱。

對女性來說，子宮是宿有自己孩子的地方，所以往往會認為「孩子不成材是因為自己身為女性的『性能』不佳」，於是開始責怪自己。這麼一來，就會出現子宮方面的疾病。

希望各位能了解到「人類有製造疾病的能力」。覺得「自己可能正在製造疾病」的時候，應該考慮「我要藉由改變想法，改變我的人生」，並朝這個方向努力。

4、神奇改變體質的減肥術

避免罹患心臟病——注意「營養過剩」和「運動不足」

心臟方面的疾病，通常是因為壓力或者怒氣等影響。特別是男性，中年以後因為職業上的壓力過大，導致心臟疾病的例子屢見不鮮。

當然，也有因物質原因導致心臟病的例子。例如暴飲暴食、體重增加，處於運動不足的狀態，罹患心臟病的可能性就很高。從客觀的來觀察「因為某種情況容易得心臟病」，如此統計並沒有錯。

從前在營養不足的時代，曾經流行結核病等等，而到了現今營養過剩的時代，人很快就發胖，增加了心臟病等疾病的發生機率。如果是過著美式生活，營養過剩和運動不足，就很容易引發心臟病。

若是從世間的角度找到明確的病因，那麼還是要加以改善。

有些人感到壓力時，就會想要多吃點，好讓自己更有精神。可是人過中年之後，如果不努力改善自己的體質，可能會早死，結果造成家人的困擾，在工作上也會給其他人帶來麻煩。

有很多人年輕時相當健康，自稱「學生時代參加過運動社團，所以對體力很有自信」。不過，過了三十五歲還是應該多多留心，定期到醫院接受檢查等等，確認身體有無異狀。

若在血液檢查出現特定疾病的徵兆時，應該特別注意這個部分，改變生活習慣。

因為飲食過量所以日漸肥胖，導致糖尿病，並不是佛神的錯。因為從自然法則上，勢必會出現那般結果。如果熱量過多，那就應該修正飲食過量的習慣，並努力增加運動量。

各位必須要愛惜自己的身體，努力控制身體狀況。

銳減十二公斤的獨特減重法

我自己在幾年前也曾身體狀況不佳，在那之前，體重多半都維持著

七十二、三公斤。因為這樣的體重讓我比較有精力，可以輕鬆地說法，不過從後來身體狀況不佳這個結果看來，我想體重似乎過重了些。

體重有七十二、三公斤確實比較有精力，但因為血壓和膽固醇的上升，我感到身體不舒服，所以覺得有必要改善體質，於是努力實行了減重。

結果我在三個月內成功地減重十二公斤，我對於減重的知識足以寫成一本書，不過總覺得大川隆法出減重書似乎不太恰當，還是作罷。

我將原本七十三公斤的體重減量到六十一公斤，現在還維持著這個體重。六十一公斤是我高中一年級時的體重。

我覺悟到：「身為一家或組織之長，要能長久持續地工作，首先需要改善體質。」

我之前除了攝取過多的熱量，水分的攝取量也過多。因為講演或會議等等，必須時常說話，所以經常攝取水分，秘書也常常會替我準備飲料，所以喝著喝著，肚子裡就滿滿是水。

這種症狀被稱為「社長病」；公司的社長多半較常喝茶等等的飲料，所以身體裡累積許多水分而發胖，並且成為患病的原因。身體的水分必須要排放出去，但是卻沒有確實地排放。

像這樣攝取熱量多、身體裡堆積了水分，就很容易生病，因此，除了要注意減少攝取熱量，降低體脂肪和體內的廢物，也需要排出多餘的水分。

而我採用了什麼具體的方法呢？首先，早餐改喝紅蘿蔔蘋果汁。只喝紅蘿蔔蘋果汁其實不太夠，但我還是努力地實踐了。

另外，我開始健走，儘量增加走路的量。

午餐吃些蕎麥麵、烏龍麵、義大利麵等輕食；我很常吃蕎麥麵。

而只有晚餐吃得跟平常沒有兩樣，但是稍微減少肉類的攝取。

還有，為了減少體內的水分，開始喝生薑紅茶。生薑紅茶有利尿作用，可以排出體內多於的水分（**參考石原結貴的理論**）。

這種生活型態讓我成功地減重十二公斤。

減重的效果——迅速消除疲勞

但是，在減少體重時，體力也會下降，工作上會感覺變得比較吃力。工作忙碌時進行太嚴格的減重，反而會倒下，所以需要先仔細考慮自己的人生規劃，再去執行。

我很久以前也曾經減重過一次，體重還是七十二、三公斤時，進行減重，那時體重約減到六十七、八公斤，但是一旦體重一低於七十公斤，大約在三次左右的公開講演之後，馬上就累到無法動彈的狀態，所以就中斷了減重。

但是，我身體的機能慢慢隨著年齡衰退，所以覺得「有必要再減重一次」，於是又開始實施。

體重掉到一定程度後，就不再會大幅下降，不過只要持續上述方法，我想還是可以在一個月內掉兩公斤左右。

可是，在我瘦下十二公斤時，醫生下了禁令：「差不多該停了吧！」醫生說：「既然已經回到高中時代的體重也就夠了吧！不要太勉強自己，最好別太過追求理想的體重。」所以我就此打住了。

儘管如此，減重的效果還是相當神奇，體重減少之後，乘坐交通工具移動開始變得輕鬆。身體的彎曲，對肥胖的身體來說很吃力，但是瘦下來之後，乘車移動等變得很輕鬆。

另外，疲勞的消除也變快了。之前較胖時，在每次講演後，會殘留對身體的損傷，恢復體力大約要花上四天左右，但是減重後，只要一天就能恢復體力。

中年以後活得快活的「健康秘訣」

除此之外，由於減肥，我變得比較願意外出。我開始喜歡出外和人見面，比以前更常接受邀約。

現在的我，若是像背負薪柴的二宮尊德（編注：1787~1865，又名二宮金次郎，江戶時代著名的教育家、農學者，他被視為勤學楷模，砍柴背薪邊走邊讀書的雕像經常安置於校園）一樣，拿著十二公斤的行李，不但沒辦法長時間站立，走在車站月台或百貨公司等地方，腳一定會痛；減重之前的我，就是那樣的狀態。

體重下降時，活力也會跟著下降，那的確會讓人感到難受，但中年以後發胖的人，在不勉強自己的程度下，請每個月大約減重兩公斤。

為了這個目的，稍微節制飲食是很重要的。如前所述，我採取了「早上喝紅蘿蔔蘋果汁，中午吃蕎麥麵或烏龍麵，只有晚上正常進餐」的型態。另外，晚上也儘量不要吃零食。

把飲食份量控制在這個程度，增加運動量。忙碌到沒有時間運動的上班族，也可以試著努力走電車一站左右的距離等等。

藉由節食來減少體重、增加運動量，體質就會神奇地改變。一開始或許有點辛苦，但只要能維持一定的水準，之後就能恢復成年輕時的狀態，身體也會變得輕鬆。

中年以後，就必須要考慮改變自己的體質。

像我一樣減重十二公斤或許太辛苦，可是如果要減少兩、三公斤或者四、五公斤，我想並不會太吃力，請各位不妨試著努力看看。

不減少飲食的份量，體重終究無法減少。

另外，如同前面提到的《復活之法》中所述，身體裡堆積的水分太多，對心臟並不好。

堆積水分過多，血液量也會增加，為了讓血液遍佈全身，心臟需要相當大的力氣，這就導致血壓上升。給心臟帶來負擔，導致血壓上升，身體當然就吃不消了。

特別是吃鹽分過多的食物，就會攝取過多水分。一般認為預防高血壓，鹽分的控制很重要，這一點確實沒錯。鹹味不夠時，一開始吃東西可能會覺得不習慣，但減少鹽分的攝取，是可以減少身體吸收的水分的。

我原本以為吃西餐容易發胖，日本料理不易發胖，不過日本料理其實用了許多鹽。調查之後發現，我一天攝取了二十到三十公克的鹽分。

於是，我將一天攝取的鹽分減少到七公克左右，並且調整攝取水分，身體裡多餘的水分確實變少了。

年輕時為了要成長，只想著吃喝，中年以後身體已經不會再成長了，反而是排泄變得比較重要。「如何將堆積在身體裡的毒素和水排放出來，消耗掉多餘的卡路里」，各位必須將焦點放在排泄和燃燒熱量上。

各位必須具備這方面的智慧，所以學習醫學常識非常重要。

5、讓健康復活的四個關鍵詞

各位必須要注意，許多醫生都是悲觀論者。醫生每天面對病人，看著許多疾病惡化或者病人去世，自然而然就會變得悲觀。

「這種病治不好了」、「你可能會死」、「你一輩子都要一直服用這種藥」等等，醫生總是會帶來壞消息，所以從某種程度來說，必須要具備能忍受醫生「不幸預言」的能力。各位必須在心中堅信「人具有恢復的能力，所以這些不幸的預言不會實現」，否則就會受到不好的影響。

當然，生病可以看醫生、吃藥，不過各位必須要注意，許多醫生因為看了太多人去世，就變得很悲觀。

醫生總認為，只要先說出最糟的情況，實際多半不會那麼糟，反而比較令人安心。

比方說，如果告訴一個只剩六個月壽命的人「你大概只剩三個月左右」，若實際活得時間更長，當然誰都不會抱怨。相反地，如果告訴對方「你大概可以活一年」，卻過半年就死了，那麼家人或身邊的親友一定會很失望。所以，醫生出於職業的特性，往往習慣說出最糟的情況。

因此，如果太過聽信醫生的話，那就會成為一種暗示，導致病情更加惡化，最好把聽到的內容打個折扣。此外，也有許多「一反醫生預測，病情好轉」的例子，最好相信自己能復原的可能性。

為了讓身體健康，懷抱著積極開朗的意念去生活，是非常重要的。

整體來說，能夠讓健康復活的關鍵詞，那就是「反省」、「感謝」、「精進」和「祈禱」這四個。

首先，重要的是藉由「反省」，
除去靈體中惡性意念的部分。
藉由反省，引入佛光。

接著是「感謝」，
病人多半沒有感謝之心，
口中經常說著不平不滿或抱怨，但很少會產生感謝之情。
因此，如果不想生病，
就必須感謝許多人。
如果已經患病，
請提醒自己，對身邊的護士或家人等抱持感謝之心；
這麼一來，病情就會好轉。
帶著責怪他人之心，疾病則無法好轉。

疾病同時也是促使自己反省，
提醒自己，家人可貴的機會，
更是一個教導你反省及感謝的修行機會。

再來是「精進」；
前面提到過飲食或運動等控制身體狀況的重要性，
但是「學習醫學知識，維持自己健康」的精進之心也不可少。
最後是「祈禱」；
抱持著「想要變得更好」的心情，
設計自己的整體人生。
「自己想要擁有這樣的人生，
在某個年紀之前，希望能繼續活躍在工作上，
之後也希望如此這般的與家人一起生活。」

要持續不斷地在心中描繪這樣的人生設計圖。每天都要為自己的健康生活設計、祈禱，漸漸地，生活和想法、行動等等，都將逐漸吻合這個目標。

請將「反省」、「感謝」、「精進」、「祈禱」這四個詞，當作讓健康恢復的關鍵詞。

專欄三：反省是有助身心輕快的「排毒」

這個世界上，有許多一旦發生就無可挽回的事，可「心中的事實」，卻是可以挽回的；其方法就是「反省」這個方法。

從出生至今所犯的種種罪惡，藉由確實的反省，就像使用修正液一樣，可以消除掉痕跡。

即便你犯過許多錯，自己也覺得「自己是個無可救藥的人」，然而這種「無可救藥」的想法，就是起點。

由此進行反省修行，調整自己，改善到非常徹底的境界，就可以將過去的錯誤一筆勾銷。

佛神賦予了人類如此偉大的力量。

另外，也有人藉由反省，擺脫了長年依附在自己身上的惡靈。

惡靈是靈體，或許各位會覺得應該是沒有重量的，不過惡靈其實也有其重量。就算靈體本身沒有重量，但就靈性感覺上是有重量的。

而這樣的惡靈，依附在自己身上五年、十年、二十年，有人甚至繼承了雙親原有的惡靈，從小時候就開始背負惡靈。

然而，經過反省，可以擺脫依附在自己身上的惡靈。當惡靈離開時，肩、腰和背部會突然覺得輕盈。有種突然之間變輕了，放下重擔的感覺。

惡靈離開之後真的會變得輕盈，臉頰散發紅光，彷彿有一束溫暖的光線射進胸口。

非常希望各位也能嘗到這種靈性體驗。

惡靈離開時的暢快感，

彷彿洗完澡時的清爽感。

臉泛紅光，心胸變得輕盈，整個身體也變輕了；

希望各位都能體會這種感覺。

那就像是一個十年沒有洗澡的人，洗澡之後刷去身體污垢般，溫暖舒適的感覺。

這是一種無害的靈性體驗，請各位務必體驗看看。

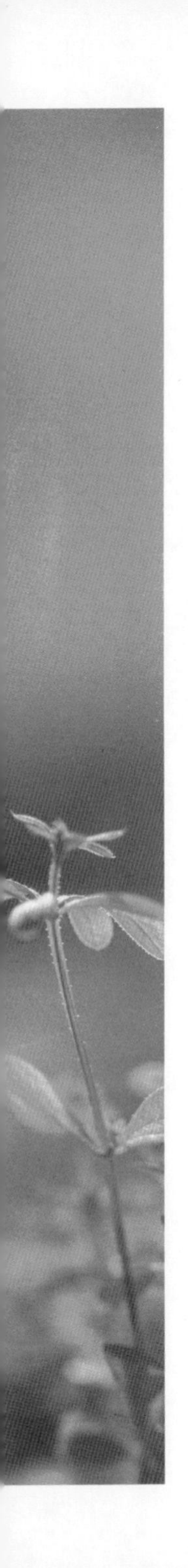

第四章　絕對健康法——從超越世間的世界來思索「健康的真相」

第四章　絕對健康法——從超越世間的世界來思索「健康的眞相」

1、連醫生也無法看見的「人類真正樣貌」

站在我的觀點，這本書裡寫的都是非常理所當然的事，不過，對於以一般常識來思考的人，或者是醫師、藥劑師等從事專門職業的人來說，或許會覺得這是一本非常大膽且又觀點特殊的書吧！

我認為，這是因為我從兩個方面來看待人生。

其一，當然就是從這個世界的觀點、從客觀的角度來看待肉體的存在。我從來沒有教導過各位「沒有肉體」、「應該忽視肉體」的教義。我是充分意識到有肉體的存在，進而講述教義。

另一方面，就是從離開肉體之後的世界，也就是從靈性世界來看待人生。「肉體當中存在著靈魂，靈體和肉體兩者合體，才是人類的真正樣貌。」——這是我所有論述的基本前提。

「從靈體和肉體這兩方面來看，才能明白真正的人類觀、人類的真正樣貌。」這是我的基本想法。

如果認為本書的內容，跟一般的書籍以及專家的看法不同，那就是起因於觀點的不同。

我認為醫生等專家，在自己專業的領域中，從事了有助於人類的工作，但是他們實際上只看到了人的一半的樣貌。

然而，若是能仔細觀察剩下的一半，就能看到人類的真實樣貌，並更接近真理。所以我希望各位能夠知道，還有更深層的真理。

2、難以察覺到的「肉體的構造」

肉體就像「河水流動」一樣，不斷變化

肉體其實是非常具有流動性的。

就好比河水的流動；比方說，在我的故鄉拍下一條名為吉野川的河流照片，並且可以用這個照片告訴他人「這就是吉野川」。但是，真正的吉野川永遠有水在流動，所以，實際上不可能以固定的型態，拿出任何東西來告訴別人「這就是吉野川」。

河川總是由上游往下流，最終流入大海。在這過程中會有雨水降下來，以及其他的水流從旁匯入，或者地下水湧進等等，以許多不同的方式增加水量。不管河流如何變化、轉變、改變形貌，但最終都以一個名字，以「河川」的型態存在。

同樣的，各位的肉體也是一種永遠都在變化、轉變的存在。

從遺傳上來說，當然，各位的肉體是來自雙親的基因遺傳中的「設計圖」而形成的，但肉體本身會不斷地進行新陳代謝，老舊的細胞全部死亡，又再產生新的細胞。

現在各位所擁有的「肉體」，其中直接由雙親所獲得的，幾乎已經都不存在了，所有的東西都已經替換過了。就連頭蓋骨也不一樣，腦細胞、神經，各個部位都因新陳代謝而替換過。

構成肉體的每個部位不到一年就會全部替換掉，各位現在的肉體跟一年前的肉體是不一樣。

一年前的肉體和現在的肉體相比，外觀非常地相似，看起來就像是「一樣的人」，拍照之後，看起來也像同一個人。可是內容呢？就像前面「河水的比喻」一樣，肉體是經常在變化的。肉體裡面有血液在流動，不只如此，肉體本身也會不斷地變化。總而言之，所謂細胞就是會不斷地產生新細胞，並且不斷地死亡。

以往人們都認為，腦細胞只會隨著年齡的增長而死亡，但最近發現似乎不盡如此；年齡增長之後，還是會產生新的腦細胞。

請各位一定要有如此認識：「自己就像一條河，就像流動的河水一樣。」

皮膚也不可能永遠不變。想必各位也知道，皮膚以我們肉眼可見的形態不斷地在替換。每天洗澡的時候，都一定會感覺到老皮變成了污垢，從身體上剝落；頭髮當然也會汰舊換新。

人的肉體新陳代謝之頻繁，令人感到不可思議。

肉體可以根據自己的努力而改變

肉體其實設計的相當精巧，雖然看得出被設計、被創造的痕跡，但是，並不是自出生以來就完全依照設計圖沒有改變，而是不斷地流動、變化。

從生到死之間，要以什麼樣的肉體來生存，這其中有很大的部份，可以由自己來控制。其中當然有與生俱來的素質，不過，藉由自己的努力和精進，是非常有可能可以改變肉體的。

例如，兩個奧運選手結婚生下的孩子，一定具有在體育課上名列前茅的素質。

可是，如果他自己不努力，沒有運動的習慣，那也絕對不可能有結實的體格。天生有這種素質的人，經過一定的鍛鍊，有可能創下接近自己雙親的成績。但是，若此人如果沒有經過那些鍛鍊，就不可能有這樣的成果。

另外，關於頭腦的好壞，一般都認為「頭腦好的人，生來就遺傳有聰明的基因」，這種說法未必不對。可是，即使雙親的頭腦都很好，自己要是不用功，書也不可能念得好。

不管具有多少與生俱來的天才素質，若是在野狼的教養下，一樣會大字不識。這是沒辦法的，因為要能閱讀文字，必須要有「習字」這種後天因素。

3、開發「潛藏的力量」，拓展無限的可能性

光靠腦和神經的作用，無法解開「心」的秘密

佛洛伊德和榮格等心理學家發現：「人類的意識其實具有雙重性。除了自己

有知覺的意識、自己能判斷的表面意識之外，還有一個深層意識；在那意識深處有一個無意識的世界。」

這是從十九世紀跨入二十世紀時，從某種意義上看，最偉大的發現之一。在唯物論抬頭的同時，人們發現了一個與唯物論相反的世界，也就是「所謂的心，其實不是靠腦或神經來判斷思考的。在眼睛看不見的『水面下』，還有心的存在」。

榮格甚至還提出有所謂的「集體無意識」，這並不是每個人的個人意識，而是人類共同的意識。榮格指出：「從古代就已經存在著一種人類的精神原型，而每個人的心，都受到這種共通意識的影響。」

從我宗教家的角度來看，這些人所講的心理學其實更是超自然。聽到他們的學說，或許會有人認為「憑這種理論竟然還能拿到學位、博士」，其中更存在著許多異想天開，毫無根據的部份，可以說是一種跳躍的理論；可是，卻有非常多的人在學習他們的學說。

如果他們認同靈界的存在，就能夠說得更具體、更清楚。但是這種心理學卻企圖跳過靈界加以說明，所以變得非常難懂。

不過，連學術界也公認：「確實有無意識世界的存在，有一個自己沒有自覺到的世界存在。」關於這一點，姑且這些人相不相信宗教，但這些人相信有那般世界的存在。

在心中「廣大無邊的世界」中存在著什麼？

清楚地揭開無意識界，也就是與表面意識不同的潛在意識世界的面紗，其實就是幸福科學所講述的眾多教義。本會的教義就是在說明無意識的世界、潛在意識的世界。

因為在醫學上無法探究，所以將其稱為無意識或潛在意識，而心理學家們其實也已經察覺到「這個世界相當廣大無邊」，可是卻無法說明「那究竟是個什麼樣的世界」。

在這所謂無意識界當中，又分為自己與守護、指導靈相連接的無意識世界，以及與自己敵對勢力——地獄的世界。各位是有可能與危害自己的靈性世界相連

接的；這兩者都會對你的人生帶來影響

在現今科學的世界裡，雖然已經隱約察覺到這一點，卻無法加以說明。若想進一步地說明，就須進到宗教領域中了。

在宗教領域中，對於靈性世界能夠明確清楚講述的，就是「幸福科學」。因此，從「探究未知的存在」這層意義上來說，本會才使用「科學」這兩個字，做為教團的名稱。

佛洛伊德、榮格和阿德勒等人，這些人無法解釋清楚的事，幸福科學可以明確地解釋清楚。在人生觀的深層部分、人生深奧的部分，以及人所居住的這個地上世界、眼睛所見世界之背後的世界，幸福科學皆可進行說明。

強烈的意念將能解放「隱藏的力量」

如同先前所述，生在這個世界的人就像河川一樣，會變化、轉變，人是可以改變自己的。

因此，如果有意識、有自覺地啟動想改變自己的力量，再加上支持這份力量的其他力量，就會發生平常不可能發生的現象。

這就是我想告訴大家的。

其實，各位身上都還有許多「隱藏的力量」。每個人的身上，其實都沉睡著相當驚人的力量，只是還沒有成功地開發出這些力量而已。

如果你認為人類「只具有宿於肉體的有限力量」，並認為人類只是一種透過吃進食物、把食物當做汽油一般，只依靠腦或者是神經來判斷的話，那麼，你就無法突破這做為肉體之人的極限。

然而，如果能有類似前面提到榮格的「集體無意識」等想法，能夠認為「人類存在於超越肉體的偉大世界當中，同時也是具有偉大可能性、具有精神部分的存在」，那麼即可展現無限的可能性。

比方說，有個人強烈希望「能夠成為一個成功的經營者」，而他一整天、一整年都不斷地發散出這強烈的意念，那麼總有一天將會有人感受到他的念波。在他身邊的人、在日本的人、在世界的人，人群當中與他有緣的人，將會感受到這念波而靠近過來。藉由這種方式支持者們紛至沓來，於是此人將可開創自己的事業，發展壯大。

這就是「心念必實現」的體現。

就像這個例子，當我們想開創事業時，只要自己有「想要實現」的強烈願望，那麼就能夠從小公司成長為大公司。

有盈餘的公司是健康的，而虧損的公司就像是染了疾病一樣。同樣的，人類的肉體也可以選擇要變得健康，或者是生病。

該怎麼樣選擇呢？

首先，「心裡在想什麼」這個原點是非常重要的。

「想要創立一個偉大的公司」，如果沒有如此想法，就很難擁有大規模的公司。此外，公司也不是光靠偶然機運就能夠建立起來的。要成立公司時，必須先尋求志同道合的人士、共同提供資本、租借大樓、聚集人才，若沒有一開始的決心，就很難成立公司。

肉體的健康也是一樣；只要自己有「塑造健康身體」的念頭，那麼自己的肉體當中就會湧現協助的力量。

4、你的身體充滿了「奇蹟」

為什麼「血液」會變成「母乳」？

各位或許都以為「肉體無法隨心所欲」，但是，我們的肉體裡面其實就像一座工廠，雖然各位都沒有意識到，但在無意識間，身體卻在不斷地製造著各種東西。

有人是出於有意識而製造出血液的嗎？如果有個人說：「今天我刻意製造了一公升的血液」，那一定是會讓人嚇一跳吧！因為血液是自然而然產生的。

此外，當女性結婚生子，開始養育嬰兒後，就會分泌母乳。母乳雖然是由血液變化而成的，但是有人能夠發明將一公升的血液，轉化成一公升奶水的機器嗎？如果有的話，我倒真想看一看。

要是能辦到這件事，那幾乎像是奇蹟了吧！「血液變成奶水」這件事本身就近乎奇蹟。在我們的身體裡，發生著許多近似奇蹟的事情，但我們是否需要付出巨大的努力，以促成這些奇蹟的發生呢？其實不需要，母乳是在無意識之下所製造出來的。

人的身體真的是非常不可思議！為什麼紅的東西會變成白的，而且變成對嬰兒來說最適當的營養呢？母乳當中包含了提升免疫力的物質，好讓嬰兒不容易生病。

而一個母親並不需要為此付出特別的努力。當然，她必須要努力的吃東西。做為母親必須要有適當的休息、充分的營養，可是，母乳並不是自己想製造就可以製造出來的。

為了能產出母乳，雖然在表面意識上，會努力去攝取能營養的食物，但是，血液轉化成母乳這一個部分，則並非是表面意識的力量。

關於這一點，只能說「這是人獲得的恩惠，人得到了佛神的恩典，身體能夠如此變化。每一天，奇蹟皆不斷發生」。

再說到更早的階段，嬰兒的出生本身就是一個奇蹟。

我曾經參觀過豐田汽車的工廠，觀察製造車輛的過程，許多機器手臂在工廠裡組裝著各種零件。

母親們或許都會說：「嬰兒是我自己生的。」可是，如果每個母親的肚子裡，都像在這座工廠裡面一樣，有好幾隻手在製造孩子，那確實是很驚人的事。但是人卻在渾然不知的狀況下，形成了孩子的身體，並最後出生成為人。

如果說生下來的東西，是壁虎、蛇，或者是恐龍，那可就糟糕了。但是，能夠以人的型態轉生於世間，這實在是非常值得感恩的事。人的身體真是充滿了奇蹟！

天生殘疾的孩子之尊貴使命

然而，「生為人」這件事太過理所當然了，所以很難讓人興起感激之心。司空見慣的事情，讓人覺得「理所當然」，從而漸漸習以為常。

為了告訴人們「那並非是理所當然的」，所以會有一定比例的人會生病，同時也有一定比例的孩子，生來就患有殘疾。

人會輪迴轉生，有時為了修正前世曾做過的各種事情，今生會被賦予修行課題，所以才會患有殘疾。

但是，若從另一個層面來說，如果每個人都太過理所當然地出生，那麼人們就會變得不知道生命其實是個奇蹟。所以，有一定比例的人出生時身帶殘疾，他們身體功能的某一個部位，在某些程度上偏離了標準值。

因此，有些孩子出生時就身負著「教育他人」的使命。

在一個身體健康的人眼裡看來，一出生就帶有殘疾的孩子或許非常可憐，他們可能覺得：「為什麼這些人要承受這種痛苦呢？」其實，此人有可能在進行菩薩行，以如此方式來教育周遭人們。

舉個其他的例子，各位或許就更容易瞭解。

比方說，有一個人雖然出生在貧窮的家庭，但是非常努力不懈地工作，終究開創了偉大的事業，並且成為富豪。這時候，每個人看了都會瞭解「啊！原來如此。雖然他以前很貧窮，但卻努力不懈成為了有錢人。」這個人就成為了勵志傳奇中的人物。

「身帶殘疾卻努力不懈地奮鬥生活」，這樣的人也是一樣的道理。其實他們非常偉大，只是一般人無法充分理解，而對他們總是感覺「很可憐、值得同情」。

但其實正因為這樣子的人，以一定的比例存在世界上，人們才會提醒自己不可以過度自滿，不要忘記感謝。他們的存在，就在於提醒人們：「能活在這個世界上，本身就是一個奇蹟。」

確實，每當我們看到身帶殘疾，卻非常活躍的人，很容易就會受到鼓舞。

感謝自己能夠活著的奇蹟，度過努力的人生

當人失敗的時候，總是馬上就心想：「自己已經完蛋了、一切都毀了。」

有人覺得「考試落榜了，一切沒救了」，進而自殺；也有人覺得「失戀了，一切都完了」、「被公司開除了，人生毀了」、「身體越來越糟，無法工作了」。抱著這些想法而產生尋死念頭的人並不少，現在日本平均每年都有三萬以

上的人自殺。

可是，這些人必須要知道，有很多人雖然生來條件不如人，卻還是非常努力。人必須要心懷感謝，因為「活著本身就是一個奇蹟」。

不僅如此，除了活著本身的奇蹟之外，若在這個奇蹟上，再加上自己的努力，就可以讓這個奇蹟加倍，創造出更加美好的結果。人具有這樣的可能性，實在是太值得感謝了。

我非常感謝我的雙親給我健康的身體，我很感謝自己能擁有強健的身體，以及理解能力很強的頭腦。此外，靠自己的努力鍛鍊，又能夠讓自己自由自在地活躍，這也是一件值得高興的事。

5、運用「潛在意識」創造健康

五十多歲的我，體力還能增強的理由

我在二〇〇八年七月就滿五十二歲了，但現在我的體力跟二十年前的三十二歲時相比，一點也不遜色。我甚至敢說，現在比三十二歲時體力更好。

「三十二歲時，能像現在這樣每星期巡迴全日本講演嗎？能夠經常出國去說法嗎？」我想可能不行吧！很可能在途中就倒下了，但是現在的我，卻可以辦得到。

因此，年過三十的人即使老了二十歲，還是有可能改善體力。

為什麼我上了年紀之後，還能夠加強體力呢？

當然，理由之一是我有鍛鍊身體，但其背後的原因，則是「使命感」。

我有著「要完成自身使命」的強烈決心，因而我也告訴自己的身體，「我必須完成這些工作才行！身體啊！你要爭氣，請支持我，讓我能遂行使命吧！」

如前所述，人有表面意識和潛在意識，表面意識可以依照自己的想法而左

右，相對的，潛在意識通常無法自由地控制。

潛在意識有點笨拙，如果朝固定方向不斷發出意念，那麼潛在意識就會聽從這些意念，但假如發出意念的方向不斷改變，潛在意識就無法接收了。

不斷發出「想變得健康」的意念

潛在意識就像是艘大油輪，油輪等大型船隻只能緩慢地改變航向。而表面意識就像小船一樣，馬上就能改變方向，但潛在意識則像油輪，只能慢慢地轉向。

因此，要想控制潛在意識，重要的就是經常朝同樣的方向發出訊息。想變得健康，就需要一直發出想變得健康的意念。

「主人」不斷發出這樣的命令，就會慢慢滲透到潛在意識當中。

人類的身體真的就像工廠一樣，每天都在製造著身體裡面的某個部分。接收到「該怎麼製作」的命令後，身體裡的小小「工人」就會開始動工，製造出許多的細胞，或者軍隊、員警來擊退病毒等對身體不好的外敵。

當想變得健康的意念滲透到了潛在意識，工人們接收到這個命令就會開始努力工作，開始與疾病奮戰，重新製造出強健的身體。

因此，重要的是要抱著強烈的念頭，「我要變得健康，健康之後，我想要做這樣的工作，想過這樣的人生」。特別是，如果在這背後還有強烈的使命感，那麼身體就會加快速度變化。

強烈的「意志力」可以改變身體

有時去進行血液檢查等醫學檢測時，有可能會出現不好的數據，但這些數據有很多都可以靠例如減重等來加以改善。

減重也需要意志力，強烈的意志力。

不過，光是想著「我要減重」，還是不夠，必須還要思索：「減重讓身體變得健康之後，自己想要做什麼。」強烈地在腦中想像，就是減重成功的秘訣。

即使減去大量重量之後，一不注意就會復胖，馬上又增加十公斤、二十公斤的體重，恢復到原本的樣子。可是如果有清楚的想法，知道「我想要做這些事」，那麼就不會復胖，維持正常的體態；這都需要強烈的意志力。

6、「意念」是如何製造疾病的

製造身體的「不可思議的構造」

如前所述，人類有著將血液變成奶水的力量。

人即使骨折，骨頭也可以再生。雖然需要纏繃帶、打石膏等等，進行許多治療，但折斷的骨頭能夠再次相接，真的是很不可思議。

頭蓋骨也一樣，各位的頭蓋骨一定比嬰兒時還大吧！頭是怎麼變大的呢？其中的原理也非常奇妙。

這就像是地質物理學家所說的「板塊移動」；頭骨部分慢慢擴大，內部組織也慢慢增加。我們雖然沒有自覺，但頭確實逐漸變大。另外，除了骨頭以外，腦也慢慢地巨大化。

我的頭部尺寸現在已經超過六十公分了，這個大小是無法從娘胎中出生的。人必須在頭還小的狀態下從母親身體裡出來，之後頭再逐漸長大；各位都歷經過這非常困難的事。

其他還有許多不可思議的事情；氧氣這種東西，很快就會與物質產生反應，原本對生物是有害的，但現在許多生物都具備著利用氧氣獲得能量的機制；這也真的非常神奇。

簡單地說，身體裡面每天都有工人們不斷地在從事製造工作。眼睛看不見的小小「工人」，接收到指令後，不斷地工作。

因此，要是發錯指令可就糟糕了。

而相當於這指令的，就是一個人的人生觀——「我想要怎麼活」。發錯了這個指令，身體就會變糟。

病灶馬上就會出現，疾病是很容易就創造出來的。醫學上無法查出原因的疾病，幾乎都是由這種意念所造成的。

譬如，結石，這種產生於體內類似石頭的東西。在醫學上也無法清楚解釋「為什麼會有結石？」但是處於壓力非常大的狀況下，只要短短三、四小時，身體裡可能就會產生結石。

人具有製造出這種東西的能力。

很難被自己察覺到的「自我破壞意念」的作用

除了結石，人也可以製造出癌細胞，人具有製造出癌症的能力。

「罹患癌症」，其實就是因為自己想破壞自己的身體，這想破壞自己身體的意念發揮了作用。

當事人或許沒有自覺到自己想要「破壞自己」，但是從他人的角度客觀地看，就會發現是此人自己的意念產生了作用。

我並不是說「想要自殺的人都會得癌症」，但是如果超過自己能力範圍，太過勉強自己時，就有可能會破壞身體，導致罹患癌症而死。

強烈的責任感如果表現在好的方面也就罷了，如果因為要自我懲罰，太過苛責自己，強烈地覺得「自己是罪人」，那麼肉體就會懲罰自己。

懲罰自己的念頭太強，就會攻擊人身體較弱的地方，最後就以某種疾病的型態顯現出來。有可能會得癌症，也有可能在身體其他虛弱的地方，出現癌症以外的疾病；那一定會出現在身體中最脆弱的部分。

人體就像河流一樣，如果有較弱的堤防，那裡就會決堤導致河水氾濫。身體最弱的部分，就是病灶出現的地方。

不管任何疾病都一樣，即使封住了某種疾病的出口，它又會在別的地方「潰堤」。這真的很不可思議，但所謂的疾病，就是在尋找某個出口。自我破壞意念為了尋找出口，而製造了疾病。

近視眼的孩子「意外的真心話」

現在正在準備考試的孩子，大約有七、八成左右都有近視，多半帶著眼鏡。其中有真的眼睛不好，也有的是因為把「不想念書」的心情具體化，而導致視力惡化。準備考試的念書時間，原本應該不至於讓眼睛惡化到這個地步。因為念書導致視力惡化，變成近視眼的孩子，可能在心裡抗拒著學習。

眼睛不舒服就無法閱讀參考書或題庫、考題等文字，眼睛不舒服，接著頭也開始痛了，這就是「不想念書」心情的表露；因此，有非常多的考生都有近視。

否則，怎麼會有這麼多近視呢？近視比例原本是不可能這麼高的。

人們把原因歸咎於「在過去的時代中，並不像現在需要看這麼多的文字和電視，因為現代人有這樣的習慣，所以眼睛容易疲勞」。

然而人類也是一種有適應能力的生物體，如果有需要，身體一定會隨之改變來配合。「沒有配合」，就意味著「不想改變」、「並不期待如此」。

這其實表示了孩子「不想念書而比較想出去玩」的心情。

希望為人父母親的各位能清楚瞭解到這一點。

當應考準備超過當事人能力的界限時，應該要瞭解「這孩子或許不太適合」，在適當的時候放手吧！

如果這時沒有放手，會有什麼後果呢？

孩子會以為「光是眼睛近視可能還不夠」，便開始產生其他的疾病，小孩子就是會有這樣的反應。

比方說，當父母親要外出或者旅行時，年紀較小的孩子馬上就會發燒。當孩子心裡覺得「我不想讓爸媽出去，我不想自己待在家裡」時，馬上就會發燒到三十八度左右。孩子可以簡單地製造疾病，直到生病為止，這要不了多少時間。

人是可以產生如此多的疾病的，人是有能力製造出疾病的。

工作煩惱導致疾病的情況

即使是大人也一樣；工作不順利的時候，如果不生病似乎就沒有退路。「一天到晚被上司責罵，再這樣下去遲早會被開除！」、「公司倒閉了，我好怕銀行來找我，銀行的人明天就要來了。」處於這些狀況時，就很可能會生病。

因為心想「只要生病，對方就會暫時放過我吧！」這麼一來就可以告訴對方，「我現在身體不太舒服，請再給我一點時間」。

所以身體馬上就會惡化；當別人要求「快還我錢」時，即使回答對方「不，我現在沒有能力還錢」，對方看到自己健康又有精神的樣子，往往會反駁：「你這麼健康，怎麼不再努力工作一點呢？」

就像前面所說的，在工作上不順利時，人馬上就會生病，當然，也有可能是過度勞心或疲勞過度。公司倒閉之後，許多經營者就會生病；同時也有很多人在經濟上面臨困境，因而生病。

7、為什麼相信的力量可以治病？

擁有強烈的信仰心，人體的免疫力就會提高

到目前為止，我說過人有製造疾病的能力。

這表示，自己破壞了身體裡的細胞等對自己有益的部分，因此保護身體的功能無法運作，喪失了防禦身體的功能，以及喪失了抵抗外敵的力量。換句話說，就是「生命力」的低落。

因此，必須增強生命力才行，這非常的重要。

要怎麼樣才能增強生命力呢？答案就是要擁有信仰。世界各地的宗教都有許

多「以信仰治病」的現象，有良知的醫生也說這確實有可能。

為什麼信仰能夠治病？因為有了強烈的信仰心、虔誠的信仰心，體內的免疫機能就會大幅提升。

這是理所當然的事情。

比方說，在學校的教室裡，老師每天都對學生們說：「你們都是壞孩子！你們個個都是不良份子，都是沒用的人，長大以後全都會變成罪犯。」那麼所有孩子一定都會走上歧途。

但也有老師採用不同的教法。

「你們每個人都是佛子、神子，就算現在不大會念書，只要出了社會後繼續不斷地努力，一定可以出人頭地。你們的父母親不也都是很了不起的人嗎？你們要為這個世界帶來貢獻，你們具有這樣的素質。天生我才必有用，只要努力，一定可以開創自己的前程。」

在這種指導下成長的孩子們，不管在運動或者學習等許多層面，都會逐漸有好的表現。

信仰也是一樣。

請不要把信仰的力量視為非科學的「謊言」。

雖然只是學校老師的一句話，都有可能改變一個人的。事實上，話語確實具有改變人的力量。老師雖然不是以宗教、信仰的立場來說話，但話語具有可以改變孩子們未來的力量。

同樣地，信仰的力量也具備改變各位未來的能力。信仰可以給你活下去的勇氣、自信、忍耐力，以及堅忍堅毅的力量。這麼一來，這股力量就會滲透到身體的每一個細胞中，讓細胞活化起來，免疫力就會相對應地提高。

從疾病中重新站起來，活出充實的人生

閱讀本書的各位，如果有人罹患疾病，那麼請務必用信仰的力量向自己全身、身體的整體發出強烈的意念。「自己的肉體就是一座工廠，工廠裡每天都在製造細胞。自己的肉體每天都在進行替換，每天都會製造出新的細胞來汰舊更新。」

因為工廠不斷地製造瑕疵品，所以身體才會生病。所以必須將製造出的零件，換成更好的零件才行。

「我想要以信仰之名，活出精采的人生。為了這個社會、為了他人，為了世界人類，我要行好事，好好地成就今生。所以請賜給我力量吧！」必須要抱持這種強烈的意念，命令自己的潛在意識。

如果各位能本著這種信仰心，持續不斷地保持開朗之心、積極之心，以及待人親切之心，還有自己不吝惜地付出努力、精進之心，那麼身體的不適、異狀，疾病等等，一定會好轉。

當然人都有壽命期限，終究難免一死。

不過，應該要期望「在人生中有需要的時候、自己必須工作的時候、家人需要自己的時候，不要因病而死，等到徹底走完成此生的路程，再『畢業旅行』到那個世界」。

應該要強烈地祈求：「不要在痛苦了幾十年後，只會給身邊的人帶來困擾、在他人嫌惡的眼光中死去。我想要徹底成就我的人生，然後能對所有人說聲：『各位，我先走一步了，再見！』好好地讓人生光榮畢業。」

世間生命終有極限，但重要的是「如何度過充實的人生」。並非只有延長壽命才是好事，重要的是持續保持「充實自己內在」的強烈意念。

請告訴自己：「信仰心可以提高免疫力。免疫力提高、促進細胞的新陳代謝後，就可以擊潰癌細胞等病變。」

只要強烈地相信，身體就會有實際的變化。

就連血管也會改變；即使血管阻塞、血流停止，只要心想：「我一定要活下來好好工作，為這個社會徹底盡心盡力。」那麼血管就會自己設法繞道，在其他地方製造出另一條分支。微血管亦將漸漸變粗，開始有血液流通。

人原本就有這種重建自己身體的力量。

你也有創造人生奇蹟的力量

每個人都有「創造奇蹟的能力」。

或許會有很多人靠我這本書《超級絕對健康法》，治好了疾病。這本書證明了「信仰心具有多大的力量」，幾乎所有的病皆能痊癒。

為什麼呢？我曾經說過許多次，各位每個人都是佛子、神子，所以佛神能辦得到的事，各位也都辦得到。

當然，如果要「治癒全人類的疾病」，是件很不得了的事，各位也並沒有這麼重大的使命。可是，至少在自己身上，或者自己家人身上，是可以創造出奇蹟的，這種程度的奇蹟是被允許的。

讓自己身體變好的奇蹟，其實是很簡單就能創造出來的。既然能百分之百製造出疾病，當然也希望疾病痊癒的奇蹟發生率，也能近乎百分之百。

控制精神和肉體，成為「人生的主角」

現在身陷疾病的人，請試著思考以下這些話：

「現在的我，可不能就這樣死去，可不能死於這種病。不管醫生怎麼告訴我：『你只剩下三個月』、『你只剩下一年』、『你一輩子都不會好了』、『你要一輩子吃這種藥』，但是人的身體可不就像是河流一樣嗎？會不斷地改變，每一天都在新陳代謝。

只要替換了好的東西，肉體也會全部變得健康。」

即便被診斷說「內臟變得不好」，但內臟的細胞也會全部替換過。

如果內臟的某個地方不好，不斷地在製造這不好的東西，那也不是一件簡單的事，因為就像一個工廠永遠只在製造瑕疵品一樣。

照理來說，原本是可以製造出健康的內臟，但自己卻勉強自己一直製造不健康的內臟；那其實是相當難受的。

所以，包含潛在意識在內，各位必須要好好地控制自己的精神和肉體。

從這一點來說，各位必須要當自己「人生的主角」。做為一個將精神寄宿於肉體中之人，必須要成為人生的主角才行。

為此，我提供了許多讓各位能好好扮演主角的資料。請各位靠自己的力量，克服眾多試煉。

專欄四：心與肉體

沒有人會存心想：「我要生病吧！」
然而各地的大醫院，像超市一樣擁擠不堪。

與表面意識不同，
人們在潛在意識下尋求著疾病。

事業受挫時；
學習疲勞時；
被人責備時；
蒙羞受辱、名譽掃地時；

自己想要休息卻說不出口時；
自己的能力已達極限或感到自卑時；
有如喪家之犬時；
被周圍之人過高的期待壓垮時；
工作壓力沒有釋放的出口時；
相信悲觀論時；
無法改善生活的紊亂時；
被罪惡意識束縛時。

你已經明白了吧！
疾病的原因在於你己心脆弱。
強烈地祈求並相信身體定能復原吧！
如此意念會作用於肉體上。

請相信自己在本質上是很強健的。

希望、

信念、

佛法真理，

是提高治癒力的決定性因素。

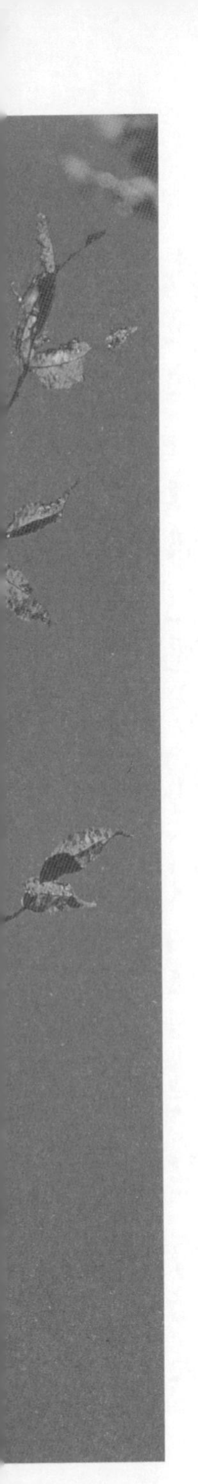

第五章　誰都能輕易實踐的「維持健康」的秘訣

第五章 誰都能輕易實踐的「維持健康」的秘訣

1、在當今壓力社會下生存的「健康秘訣」

心與身體互相影響

健康的生活非常重要，可以說千金難換。調節身體、保持健康的生活，是擁有長久幸福生活的訣竅。如此一來，既不會給他人添麻煩，自己也能快樂的生活。

生病的人，通常都是做出了勉強自己的事情，或者是沒把健康放在心上。此外，大多數的受傷，都是因不注意所引起的。

重視精神的人，往往會輕視身體。但是，沒有健康的身體，是很難體會到長久的幸福；必須意識到身體與精神是互相關聯的。雖然在靈界只有「精神」，但在這個世界裡，身體與精神卻相互影響著。心生病了，身體也會隨之生病；反之，身體生病了，心情也會變壞。

現代生活中，因癌症而死亡的人越來越多。實際上所謂的癌症，幾乎也都是由精神上的壓力、煩惱、痛苦所引起的。

人是藉由精神「物質化」而出現的，心的狀況會馬上影響身體，心生了病的話，身體也會隨之生病。所以並非是只有壞人才會得癌症。

在當代的壓力社會中，很難調節自己的心，人總是會在不知不覺中，不斷地勉強自己。很多情況下，來自精神上的疲勞、恐懼心、過度擔憂、擔心等各方面的壓迫，而導致肉體生病。

「營養」、「運動」、「休養」三者平衡是健康的秘訣

如果精神狀態欠佳，必然會影響身體。比如「公司破產，債台高築時生了病」，就是一個經常出現的情形。這種情況，就是心比身體先出狀況了。

反之，身體生病了，緊接著也會侵蝕心靈。於是不滿、牢騷會增多，對他人嚴詞相向、遷怒於人、亂發脾氣，引起周圍氛圍的不和諧；身體生病時，心也會跟著生病。

正如佛教中所言：「在這個世界上色心不二，肉體與心一體不可分、相互關聯。」因此保養身體非常重要。

適當的營養、適度的運動、適切的休養，是身體健康的秘訣。注意營養、注重運動很重要，睡眠不足也不行。

營養、健康、休養這三者平衡，才能成就健康的身體，這是一個很簡單的道理。

如果身體狀況不佳，就是因為這三者失衡，要特別注意到這三者的平衡。

2、「肉體與靈魂」正如「車輛與司機」的關係

身體。

身體變成何種狀態，後天的影響非常大

在孩子身上，來自父母的遺傳基因就像一張設計圖，按照這張設計圖形成了身體。

但是，最終身體是變成何種狀態，後天占了一半以上的因素。

例如，父母都是運動員，體格健壯，但生出的小孩完全不運動的話，也不可能有運動員一樣健壯的身體。另外，即使父母非常聰明、是知識份子，孩子不努力學習的話，也不可能變得像父母一樣優秀。

所以，即使在一定程度上有設計圖，但最終會成為什麼樣子，仍因人而異。

熟練掌握「車輛」的性能，提高「駕駛技巧」

用車輛與司機之間的關係舉例來說明，身體就像是車子，而靈魂就如同司機。

在駕駛車輛時，即使是同一輛車，司機不同，車輛性能發揮的好壞程度也

會不同。熟知車輛性能的人，或駕駛技巧高超的人來駕駛車輛的話，車會跑得很好。但如果是駕駛技術不好的人，即使再好的車，也一樣開的不怎麼樣。

另外，車子的種類不同，性能也會不同，即使是性能較差的車輛，如果司機的技術不錯的話，車也會開得比技術差的司機強。

並且，開車習性、保養方法的好壞，亦會影響車輛是否容易發生故障。

身體也是，就像容易故障的車，若能經常檢修再上路，就不容易發生事故；同理可證，即使帶有容易致病的遺傳基因，若給予以足夠注意的話，也就不會生病。

3、健康的「投資」與體力的「儲備」

將一定額度的收入用在健康上

為了健康的生活，首先必須要做的是什麼呢？宗教人士可能會感到有些意外，那就是準備金錢，這非常重要。為了健康不可吝惜花費金錢，有這種覺悟非常重要。對此太過於惜財者，日後必將付出更多代價。

必須認識到，對於健康的投資是必要的經費。為了讓自己這輛蒸汽火車能正常行駛，這些經費就相當於是煤炭的部份。

換言之，各位要認識到「為了健康而付出的財富，為了健康而花費不是一件壞事」。

各位一個月的收入中，有多少是花在健康上呢？

都市當中的生活，對於健康特別有害。

早晨起得非常早，晚上喝完酒後，非常晚回家，過著如此生活的上班族，一定覺得自己運動不足吧！並且就像打了生長激素的肉雞一樣，有很多上班族的身材過胖。

這樣的人不惜將金錢花費在打麻將、喝酒等交際應酬上，但是在運動上又花費了多少錢呢？請試著自問自答一下。

很意外的，人們很少注意到這一點。雖然人們會想到「做了多少運動」，但是對於「為了健康花了多少錢」這一點，可能很多人從來沒有考慮過；但是這個觀點可以有效的管理健康。

比如一個月的收入有十萬元，最好將這十萬當中的一成，也就是一萬左右，用於維持健康生活；試著思索、計算一下，這一萬元該如何具體使用。

一個月中，有幾種方式可以運用這一萬元：可以去健身中心、也可以練習體操或游泳，還可以去打上班族非常喜歡的高爾夫球。

也有更經濟的方式，如散步、慢跑。然而不用花錢的運動雖然對身體更好，如果其中沒有伴隨樂趣的話，也很難長久維持；就像跳繩就是如此。

所以，在金錢上比較寬裕的人，首先要樹立一種態度，也就是「每個月固定將收入中的一部分，用於維持健康支出上」。

當然，對於從事體力勞動的人，如果每天身體都很健康，也可以以其他形式花費這些金錢，或者是吃一些平時吃不到的美味佳餚。

首先要有「將收入中一定比例的金錢，用於健康」的覺悟。

若是無法將金錢用於健康，那就試著將時間用於健康

當然，有人沒辦法那般花費金錢，但原則上「若是無法將金錢用於健康，那就試著將時間用於健康」。

比如，比別人起的早，早晨做三十分鐘運動，週六、週日花一定的時間做運動，這些都是很好的方法。

不用花錢的運動也有很多，原則上可從走路開始，此外，跳繩、竹劍、棒球、高爾夫的持棍空揮等，都是可以利用器材進行運動的。

在進行這些不花錢的運動中，最好能結交在相同運動上志同道合的朋友。如果都是自己一個人，很容易只有三分鐘熱度，所以要結交一些朋友，互相鼓勵。

4、運動不足的人從「走路」開始

計算一天中走了多少步

對於運動不足的人，我建議首先要從走路開始。

都市人很難確保走路的場所與時間，雖然大多數人只能在上下班時間走路，但是如果能充分行走的話，可以振奮自己的精神；走路是運動的基本。

比如，我每天攜帶一個測步計，測量一天中自己到底走了多少步路；晚上睡覺前就將它記錄下來。

另外，每天早、中、晚三次測量體重。

不僅是體重，我就連體脂肪也會測量。即使體重相同，若體脂肪增加的話，肌肉即是減少的。體重相同，體脂肪下降的話，肌肉即是增加的；我是如此管理肉體的質量的。

對此以前我都不太注意，各種行事活動增多之後，而為了增加體力，就得大量飲食，並且為了從疲勞狀態中恢復過來，就必須休息靜養；但吃了很多高能量的食物後，又加上靜養，必然會使體重增加。

但是，我現在與體重最重時相比，現在的體重大幅下降下來。這是在不斷努力，和刻意的控制下，才讓體重降下來的。

體力與知力相互關聯

我在三十幾歲的時候，因為年輕，身體也強健，覺得自己應該不至於會生病。但一過了四十歲，就感覺到有健康方面的問題，所以便開始思索預防的方法。

並且，我認為不能給其他人添麻煩，為了長時間的持續工作，必須預先做好準備，控制體重並不只是單純的瘦身，還要增強體力。為此，我做了不少的努力。

首先，我從每天走一萬步路開始，其次，還做了一些增強肌肉力量的運動。除了網球、游泳這樣的運動之外，也做過過一些如騎自行車這樣鍛鍊腿部的運動。另外，還做了舉了啞鈴鍛鍊臂力的運動。

在十幾、二十幾歲的年齡，雖然還分不清體力與知力的關係，但為了能長時間的學習，保持體力是非常重要的。

5、消除煩惱的小訣竅——瞭解「疲勞預防法」

人的大部分煩惱是由疲勞所致

關於如何活得健康，我有一個特別的秘訣要和各位說，那就是「疲勞預防法」。人大部分的煩惱，多數是起因於疲勞；如果早晨醒來時很清爽，早餐也會變得很美味。如果有這樣健康的身體，即使遇到問題要解決，也不需要多花什麼時間就能搞定。

可是，如果在早上很難起床，覺得早餐沒有什麼滋味，與人見面時也擺著一張臭臉，這種體質的人，遇到了問題，就會覺得那是很大的難題，怎麼樣也無法解決。

因此，為了預防疲勞，消除煩惱是非常必要的。

一個小時中拿出五分鐘做為休息時間

有幾個預防疲勞的方法；著眼於身體的生理作用，給予身體一定比例的休息時間，可以更有效的工作。

人大都無法持續集中精神超過一個小時，即使是集中力很強的人，也只能持續兩到三個小時，但在超過三個小時後，精神集中力就會急速下降。

現今有很多人從事事務性的工作，若是從早到晚一直做事務性工作的話，效率下降也是很自然的。

能夠讓注意力持續集中，講得保守一點，至多也僅是一個小時。為了能集中一個小時的注意力，花五分鐘左右休息是非常重要的。也就是一個小時當中的五十五分鐘用來工作，五分鐘用來緩解、放鬆精神。

此外，在中午休息時間裡，如果可以躺下，或在沙發上放鬆休息的話，為了下午的工作，大方地讓身體休息是很重要。

為了能持續工作——保養好腰和腿

為了在一整天中都能夠持續工作，身體中有兩個部位特別重要。

一個是腰；如果腰疼就不會有持久的體力，也很難集中注意力。因此，伸展腰部的訓練是很重要的。午休時做做體操，伸展腰部，如果可以的話，就在沙發上躺一躺，讓腰部放鬆。

另一個就是腳；人的體重有幾十公斤，但腳的面積卻非常小。如此小的面積要承受如此的體重，持續站個一個小時是很難過的。但是在現實當中，人會用不同的姿勢，連續站幾個小時。所以在站立時，舒服的姿勢很重要，要注意儘量不要讓雙腳過於長時間承受體重。

請各位特別注意腰和腳這兩個部位。

下功夫抑制眼睛的疲勞

另一個非常重要的就是「用眼的方法」；長時間讀書會引起眼睛疲勞。如果眼睛疲勞也會影響大腦，影響腸胃，變得神經質，對很多事物產生被害妄想症。

因此，必須下功夫抑制眼睛的疲勞。

為此，光線是很重要的。保持一定明亮的光線，此外文字與眼睛之間的距離，要保持在二十公分以上。

並且儘量避免看小的字體；同樣的書籍，如果有發行文庫本（編注：方便攜帶的小尺寸書籍）與單行本（編注：精裝本，或正常尺寸書籍）的話，多花一些錢也要買字體大一些的版本。為了保護眼睛，必須長期下功夫。

幸福科學出版社自己所出版的各類讀物，為了保護眼睛，在字體編輯時下了很多功夫。

想要度過知性生活的人，必須重視眼睛的問題。為了能夠長久地運用眼睛，必須不斷地下功夫。

眼睛與腰部、雙腳一樣，使用了一定時間後，就必須要休息。將視線轉向他處，讓眼睛適度的休息，這非常重要。如果能得到充分休息，眼睛就能長時間地工作。與連續用眼五個小時、十個小時相比，每隔一個小時後就休息一會兒的話，即使是八個小時、十個小時，眼睛也能勝任工作。

腰和腿，還有眼睛，充分注意這三個部位，將可以有效地預防疲勞。

健康與幸福的啟示

專欄五：「心」與「大腦」的真實關係

在現代醫學中，有這樣一種說法：「腦死即是人之死。如果大腦機能完全停止的話，此人就同死人一樣。」果真如此嗎？我想試著探討一下。

從過去到現在這二十幾年，我做為宗教家在世界開展活動。並且，自從我開啟靈性意識，能夠和靈魂世界當中的靈人們對話，也已經過了二十幾年。

這期間我出版了許多靈言集，將歷史名人成為靈人以後的觀點、思想變成文字，透過書籍，公諸於世。

經過這些眾多的實際體驗，我可以肯定「人並非是用大腦思考的」、「在火葬場被火化後的人，之後還擁有著與生前完全一樣的習慣、思考方式以及個性鮮明的思想」、「人死後依舊有思考能力」；這是儼然的事實，我知道這是真相。

人並非是用大腦思考的，大腦具有著像是電腦的管理功能，也就是所謂的管理中心。

因此，這名為大腦的「機器」出現故障的人，就變得無法將自己的想法、思想，透過身體向外界表達。然而，那僅是功能上出現障礙，實際上人並非喪失了思考能力和意識。

我認為這一點是腦死問題中，最值得議論的根本問題。

換言之，人在靈魂、靈體上有著思考中樞，靈體的存在和肉體的生死沒有關係。這個靈魂正是人的本體，而肉體只是「乘物」。

人的肉體就好像汽車，靈魂是那個司機。即使汽車出現故障，與「司機已死亡」沒有關係。汽車出現故障後不能開動，從外表看來是司機停止了其功能，但這與司機的存亡是兩件事；靈魂和肉體的關係與這很相似。

此外，大腦沒有反應時，並不能說此人完全沒有思考能力、聽不到周圍人所說的話。所謂的靈體，即使不透過耳朵的功能，也能讀取周圍人的想法。不僅是他人嘴巴說出的話，他人心中所想的，都可以知道。

因此，即使是疾病末期的人，也能清楚地了解周遭之人的所說、所想。

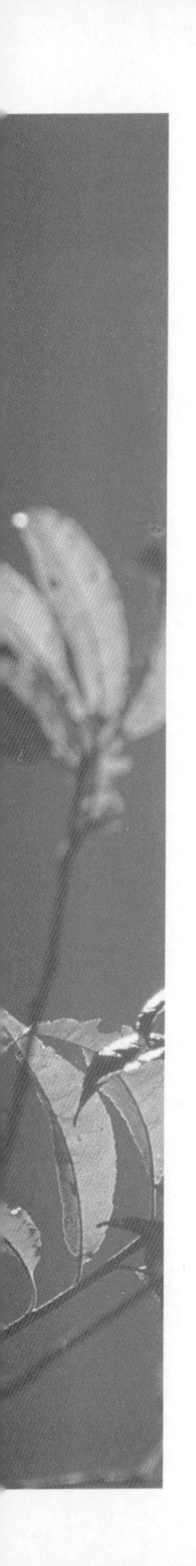

第六章　從靈性角度所見的「心與身體」之間的意外真相

第六章　從靈性角度所見的「心與身體」之間的意外眞相

1、「瞑想」可以有效預防癌症的原因

內臟系統病變的原因大多是因為壓力

運動不足以及飲食的影響，是導致生病的一個很大的原因。另外從其他方面來看，現代疾病幾乎都是因壓力而產生的，特別是內臟系統的病變，幾乎都是由壓力引起的。

雖然醫生認為導致疾病的原因有很多，但追根究底，也會歸結到壓力上。

現代人並沒有依循著真理，過著協調的生活，而且又是處於這個商業社會等

等的惡性波動世界中，所以事事都須不斷地操心。

比如，若是工作上出現重大缺失，就會遭到上司的訓斥；若是支票被跳票，公司又會陷入困境等，這些都會讓人非常操心。長期下來，會變成怎樣呢？

肉體中有著等身大小的靈體，不僅如此，內臟也有各自的靈體，心臟有心臟的靈體，腎臟有腎臟的靈體，腸胃有腸胃的靈體，相同形狀的靈體重疊於各個器官。

這些靈體，其感覺方法各自不同，各個器官有各自特有的使命、特有的作用。

比如，腸胃的靈體非常敏感，擁有靈敏的感覺；另外心臟則能察覺更多的事物。

就像這樣，各個器官的靈體，都有各個象徵。人在受到非常大的壓力時，根據壓力的性質，首先器官的靈體會出現損傷。

而由於內臟等各個肉體器官與靈體緊密相連，靈體受損後，不久之後，肉體即會出現疾患。

用愛、反省、瞑想和光明思想來預防癌症

癌症也是如此，首先是臟器的靈體發生問題，進而引起了肉體的病變。這是一種「附身現象」，雖然是局部發生附身現象，但其根源是因壓力引起。

因此，請各位務必了解到，在三次元的波動中，調和己心是多麼重要的事。當然也有因為物質的原因，而讓身體變差的情況，但是「壓力」會更容易讓身體變差。有效預防壓力，有助於人們度過健康的人生。

預防壓力的方法，即是愛的教義與反省的教義；此外還有瞑想和光明思想。幸福科學當中有瞑想實修，透過瞑想，可以放鬆內臟各個器官與神經系統，可以預防這方面的疾病。

特別是，這最適合用來預防癌症；癌症大多是由壓力引起的，為了預防癌症，建議各位能進行瞑想。

2、拋棄「憎恨」，藉由「原諒」來治病

憎恨的情緒常常會引發癌症

很多患有原因不明的疾病的病人，大多數情況下都有很強的憎恨感。憎恨他人會使身體狀況惡化，而被憎恨者的身體狀況也會變壞。

如果一直帶有「不可原諒」這種憎恨的情緒，由於精神的作用，體內就會產生病灶。破壞性的想法與憎恨的想法物質化之後，就會產生癌細胞。

就像這樣，疾病會突然地出現。

因此，對於他人，若覺得自己會一輩子憎恨此人，但又覺得如果持續地憎恨，自己也會變得痛苦的話，那就乾脆地原諒對方吧！

為了自己，原諒他人

為了自己，你必須要原諒他人。不僅是要原諒自己，也必須要原諒他人。

的確有很多傷害過自己的人、羞辱過自己的人、迫害過自己的人、侮辱過自己的

人，但還是必須要原諒他們。痛苦一年或者痛苦三年、五年已經夠了。那些傷害過自己的人，或許現在已經悔改、反省了。此人雖然曾羞辱了你，但之後或許已經反省了。

因此，你不應該再繼續憎恨。

即使曾遭受到惡劣的經驗，成為了痛苦的回憶，但也不能永遠對對方懷恨在心，要知道對方也並非是一個完美的人。

3、「前世」與「疾病」令人感到意外的關係

刻劃在靈魂上的前世痛苦，有時導致了今生的疾病

在前世中，是如何死亡的？其死亡的原因，經常會反映於今生疾病的症狀。

若是前世的疾病或事故等死因，讓靈魂深深地受傷，那麼其痛苦即會刻劃於靈魂之上。即使在今生持有著新的肉體，靈魂深處的痛苦亦會逐漸滲出。於是，

在靈體外部的「幽體」就會發生變化，不久，肉體也會出現變化。

前世的影響之例一——有特別明顯胎記的人

比如，身體上有特別明顯胎記的人，在許多案例中，是這和前世的死法有關係。

在前世中被刀槍所殺，或是被箭射死的人，該部位常常會長出明顯胎記；這也暗示了前世的死法。

前世的影響之例二——患有皮膚病、氣喘、支氣管炎的人

當然，在幸福科學中也曾教導過，皮膚病有時是起因於人際關係，但如果觀看此人的前世，就會發現有很多情形是與前世的死法有關。

比如，因火災而死的人，因為依然殘留著被火燒皮膚時的強烈感覺，今生出生後皮膚上就會出現明顯的胎記。此外，也有可能出現嚴重的皮膚過敏。

而一樣是因為火災而死的人當中，若是因為被濃煙嗆到，最終非常痛苦的窒息而死之人，今生就有可能患有氣喘、支氣管炎等呼吸系統的疾病。

據說有人透過前世催眠療法，清楚地知道了自己前世的死法影響到今生，當此人清楚明白地知道那事實後，疾病就此痊癒；這的確是令人吃驚。

因為心的原因，才使肉體出現病變症狀，所以修正心這個「原因」，外部症狀自然能夠治癒。

就像這樣，實際上是在前世中被濃煙嗆到，在慘痛的感覺中死去，故於今世才會出現氣喘這種形式的疾病。

前世的影響之例三——非常害怕進入水中的人

或者也有一些人非常害怕水，一進入水中就會害怕，害怕游泳池、害怕河流；看到水，心裡就會怕的不得了。

通常，透過靈查，就會知道這樣的人在前世是在水中死亡的。因被水淹、發生水中意外事故、死於洪水災難等等，前世的死因是因為水的關係。

這種情況下，那恐怖異常的感覺會遺留在靈魂中，即便是到了今生，看到水也會感到恐懼。

前世的影響之例四——懼高症的人

更加典型的就是懼高症；有些人害怕高的地方，如果上到高處，就會怕的不得了。如果對其前世進行靈查，就會發現到，此人前世死亡的原因，幾乎都是因為從高處墜落。

在戰爭中也有這種情況，或者是從懸崖上墜落、從屋頂墜落、從城牆墜落、從窗戶墜落、被推落摔死等等，在前世有這種墜落的經歷的人，轉生之後就會對於高的地方感到很害怕。

在飛機失事事故中喪生的人，再次投胎轉世時也會對飛機恐懼萬分。

就像這樣，靈魂有著前世許多的記憶，進而會讓人憶起過去的恐怖經驗。若在今生中遭遇到了重大事故，做為「業」而遺留，在下次投胎轉世時，會容易產生相應的恐怖心理。（請參照第一八五頁，專欄六：人生是一本習題集）

前世的影響之例五——害怕密閉空間之人

有一些人對封閉的場所感到恐懼，害怕被關起來、害怕小房間、害怕電梯、害怕被反鎖，總之就是害怕會窒息。若是靈查這類人的前世，通常都是窒息而死的。被追到一個無法逃脫的地方，進而遭到殺害。

比如，若是在納粹的毒氣室中被殺死的人，就會對於密閉的空間感到特別的害怕。

因為那種情況而死了大量的人，通常這些人會比較快轉生，但轉生之後還是會有很多人留有那種恐懼心。

若一直靈查到更加久遠的古代，患有幽閉空間恐懼症的原因，可以追溯到埃及時代。

在古代的埃及，國王死了以後，國王的奴僕、侍女都會隨著各種寶物一起陪葬，被活埋在墳墓中。

為什麼會被活埋？理由是「國王到了另外一個世界後，如果只有自己一個人，會很不方便，生活上無法照顧自己，所以也把僕人們一起送到靈界照顧國王。」所以這些僕人被活埋而死。

這種情況下，因為還不想死，所以這些記憶就會變成業。爾後這種害怕被活埋的恐懼之心，就會導致幽閉空間恐懼症。

前世的影響之例六——患有恐慌症的人

在前世中，若在山中行走時，突然間被山上的土匪襲擊殺害，或是在沒有防備的情況下被殺，或是在小巷弄間遇到強盜被殺，或是在家中被強盜入室所殺，在沒有防備的情況下被殺的人轉世時，會產生很強烈的不安與恐懼心理，形成恐慌症。

如果出現了恐慌症，但不管怎麼想都查不出原因，追溯到幼童時期，也沒有任何特殊事件的話，通常就是在前世曾經歷過異常的體驗。

4、生命中不可思議的「再生、復原」能力

人原本就有令自己身體復原的能力。

人有著能使自己身體復原的能力，只是人忘卻了這種能力。

比如，自然界中，蜥蜴的尾巴一旦失去還可以再生，螃蟹的螯被擰掉以後，也可以再生。

螃蟹既用螯防衛，又用它來捕獲獵物，如果沒有螯就不能生存。雖然螃蟹的螯構造非常複雜，佛還是賜予了螃蟹再生的能力。

更何況是特被佛神關愛的人類，當人們祈求健康時，人是有著讓自己身體的一部分復原的能力的。

現在的人之所以無法辦到，是因為深受「唯物論」的毒害，自認為自己辦不到。

醫生認為「隨意肌是指可以由自己的意志掌控的肌肉，但因為內臟屬於不隨

意肌，所以無法由自己的意志控制的」。教科書中也是這麼寫的，人們所受的教育就是如此；但其實並非是那麼一回事。

人體的頭蓋骨等骨頭、內臟、肌肉，在這一生之中，全都變化過。即便是經過了一些時間，但沒有不變化的。

因此，若想要治癒自己的肉體，只要抱持強烈的心念，即便速度緩慢，但依舊能治癒許多疾病。

藉由心念的力量，既可以讓自己的身體惡化、產生癌細胞，也可以使自己的身體朝向好的方向發展。

腸胃、心臟、腎臟等內臟虛弱的人，你是可以用意志來改變內臟機能，使其強健的。

如果是大腦遲鈍想改善，雖然有些困難，需要加強學習，但經由教育是可以使大腦變靈活的。

只要抱持著強烈的心念，是有可能治癒疾病的

人的身體是能夠治好的，雖然要花一些時間，但只要抱持著強烈的心念，就可以治癒疾病。

在那期間，也必須進行能夠讓自己健康的努力。若什麼都不做，光是希望是沒有用的，能夠做的事一定要做。

比如，每天抽一百根煙的同時，還在祈禱「請治癒我的肺癌吧」，這不是很矛盾的事嗎？應該戒掉的，就要徹底的戒掉。

此外，如果是膽固醇過高，就必須要降低膽固醇。少吃高膽固醇的食物，並增加運動量，該做的就要努力去做，一邊再意志堅定的想：「一定要將病治好！」如此一來，病情就會好轉。

像這樣的事例很多，請好好地發揮「心念」的力量吧！

現在有很多年輕人，為了矯正牙齒而佩戴牙套，但自己真的是可以讓牙齒移動的。請試著在一年左右的時間內，發出強烈的心念，牙齒就會開始移動。一直

集中意念想著牙齒可以動五公分，牙齒便會開始移動。

眼睛也是一樣，佛沒有給予人們那種會罹患近視眼的無能身體，但是一旦戴上了眼鏡之後，眼睛便會倚賴眼鏡，導致眼睛的肌肉就無法隨心所欲地變化了。道理就是那麼簡單，本來人是可以改變自己眼睛水晶體的形狀的。

人體的所有部位都有成長、發展的餘地，因此，疾病也有被治癒的可能性。雖然會花一些時間，但透過心念和實際的努力，是可以治癒的。

5、器官移植是移植了他人靈體的一部分

內臟器官移植引起的附身現象

內臟器官，也並非單純的一種物質，而是具有靈魂的意識。

心臟，是主宰意志與感情的靈性中樞；若在死者尚未承認死亡的情況下，將心臟移植到他人體內，此人的靈體將跟著轉移到新肉體，產生「附身」的靈性現象。

當捐贈者的靈魂和移植者的靈魂，進入一種共存的狀態時，即會產生排斥反應。在過去的醫學報告中，有許多移植手術後產生排斥反應的實例。

無法前往靈界的靈魂，大多是對世間充滿執著，或是心存憤恨與怨氣，經常藉著到處作怪發洩不滿。因此，部分器官受贈者家中陸續遭遇不幸之事，這就是傳說中「怨靈作祟」的「怨靈」問題；這即是從靈性的角度所看到的情形。

現代醫學還遠未開化

看到熱衷於心臟移植的心臟外科醫生們，讓我不免想到古代馬雅文明的景象。在馬雅文明中，有一種摘除活人的心臟來祭祀神靈的儀式。聽說有幾萬人或幾十萬人的心臟被活活挖出，做為貢品奉獻給神靈。

我不禁想像，莫非現代大多數心臟外科醫生，曾在古代馬雅文明的時期，做著用刀摘出幾十萬人心臟的工作？莫非那些人現在轉生到了現代？與其說心臟移植是最先進的科學，不如說是返回了古代的宗教儀式。這不就是表示現代醫學還處於未開化的狀態嗎？只要他們不去理解肉體與靈魂之間的關係，就無法提升醫學的疾病治癒力。

人的靈體也能感覺到痛苦；很多醫生都不知道，在疾病末期持續吊點滴的人，死後，其靈體的手腕上，仍能感受到針孔的疼痛。

更何況是在腦死狀態中將器官取出，靈體感到的是何等的疼痛啊？令人無法想像！

請各位必須認識到，現代醫學還處在未開化的狀態。

6、肉體壽命有其極限的理由

現代社會也無法逃避的「生老病死」

靈界才是真正的世界，世間雖然是虛幻的世界，但也是為了讓人修行的世界。

這也意味著，世間並非是一個毫無意義的世界，靈魂透過寄宿於肉體，來表現自己。

但是，這肉體終究是會毀滅的。

因此，若僅僅只是追求人世間的幸福，是不會得到最後的幸福的。應該要去追求的，是貫穿此世和來世的幸福。

那就是名為「覺悟」的幸福。

如果說釋迦牟尼沒有尋求自己個人幸福的話，那是不可能的。佛經中記載著，釋迦牟尼曾說過「在追求幸福上，沒有人能及過我」；釋迦牟尼一直在追求著名為「覺悟」的幸福。

要知道，只是追求肉體的部分、世間的部分，是無法獲得最終的幸福的。世間是不斷變化，「諸行無常」的世界。人不能總是保持年輕健美，隨著年齡的增長，頭髮會變白、駝背、臉上長出皺紋，不久會生病、死亡。生老病死，無論是在兩千五百年前，還是現在，都是無法逃避的。

透過死別的經驗能得到的體悟

現代醫學雖然努力試圖延長人的壽命，但人的壽命終有結束的一天，並且現代人還經歷著兩千五百年前的人們不曾經歷的痛苦。在疾病末期的治療中，在身體上插入很多管子的樣子，在日本被稱為「義大利麵症候群」；以如此狀態活著，我認為非常痛苦。

這意味著「為了延長壽命，而引起新的痛苦」；這是因為醫學本身不承認死後世界的存在，醫學認為生存在這個世界上，是人的全部。

在人世間，盡可能幸福地活著非常重要，但是，超過一定極限時，就應該要學會放下了；人世間只不過是為了前往下一個世界的踏板。

比如，即使小學是一個非常快樂的世界，但也不可能一直當個小學生。到了一定的年齡，必須從小學畢業進到國中。此時你也許會哭著說「不想與朋友離別」，但還是必須和同學、好友分開，進到國中、高中、大學。

雖然離別非常痛苦，但如果沒有這種體驗，不可能向前發展。

活在人世間的人，終要經過死這一關，經歷與家人、朋友的離別。之後進到一個符合自己生前心境、有著自己朋友的世界，這就好比進入一所與自己的實力相當的高中、大學一樣。

因此，對於世間不可太過於割捨不下，必須要認識到「諸行無常」。

7、重度殘障者與患有不治之症的人，是提醒現代人不可過於傲慢的老師

患有富貴病的現代人，必須回到人的原點

現代進步的社會，生活過於富裕，很多人患有富貴病，不是看不起別人，就是欲求不滿，不知道自己的心已經生病了。

我希望這些人能回到人的原點，想想自己應該有著何種態度？

世間有太多沒被眷顧的人，既有貧困的人、生病的人，也有天生殘障的人。

雖然會覺得可憐，但這些人卻是這個世間健全之人的老師，他們在教導人們：「生來四肢健全，生在富裕的家庭，是何等的幸福！」

當然，天生殘障的人並非是靈魂邪惡之人，未必如古印度人所相信的，是根據「業的法則」而遭受懲罰，才天生殘障的。

在富裕的社會中，這些人的存在，在提醒著其他人不要走錯路，教導他人哪裡做錯了。這些人藉由讓他人看到自己的不方便，實際上是在引導他人。

身有殘疾之人，是一個「改變身形的觀世音菩薩」

重度殘障的孩子或是患有不治之症的人、那些為生活所困的人，這樣的人有很多，實際上這些人是一個改變身形的觀世音菩薩；世間有很多抱持著如此使命的人。

其中，也有像海倫凱勒那樣，給世界帶來很大影響的人。

此外，雖然沒有那般的影響程度，但是為了告誡那些驕傲的人、為了使他們覺醒，有些人是過著貧困、痛苦的人生。

當今的社會，有太多人沒有察覺到這些人是老師的身分。不知道尊重這些「做為老師而出生的人」，不是看不起他們，就是愚弄他們，又或者嘲諷他們，完全不在意；真是為這些人感到羞恥。

請試著再具體思索，什麼是愛？

並且，請試著從自己力所能及之事開始做起。

專欄六：人生是一本習題集——從「業」當中看前世與今生的關係

常言道「人是平等的」，但看不同的人時，還是會感覺彼此的境遇，無論是外在還是內在，都有很大的差異。

若問這種差異從何而來，結論即人是存在於永遠的輪迴轉生之中，在過去世所累積的言行、思想，會對今世造成影響。

若從法則性的觀點來看，「業」既有正面，也有負面。但人們似乎對於「業」，多持否定性的理解。

比如，「今生遭人欺，是由於在前世傷害過別人」、「今生眼睛看不見，是由於在前世傷過別人的眼睛」、「今生行動不方便，是由於在過去世傷害過別人的腳」等等，於是，就容易產生這樣的想法：「依循因果報應的法則，過去累積的業，在今生就顯現了。」

透過回溯療法看過去世，在某種程度上，確實可以說存在著這種現象。假設將人生當作是一本習題集來考量的話，其中最特別的問題，其起因不單只是源於今生，很多情況下是在過去幾世就形成的。

然而，不能單純地用「信賞必罰」的觀點，來理解「業」的思想。

在過去世曾經殺害過人的人，的確，在今世有可能站在被人殺害的立場，但這未必就是一種懲罰。人在轉生之際，自己能夠選擇自己的人生。有些事必須透過親身體驗才能覺醒，所以有時候自己會挑選嚴酷的環境轉生。

如此，在一個人的人生計劃中，並非都一路順風，當中必定會有讓靈魂得到最高度成長，所必須經歷的過程。人生計劃都是得到了自己的承諾後，才制定出來的。

第七章　〈Q&A〉對於身心有益的建議——療癒身心篇

第七章 〈Q&A〉對於身心有益的建議——療癒身心篇

問1、請告訴我輕度憂鬱的起因及對策

據說現在有很多人處於輕度憂鬱的狀態，請從靈性的角度，告訴我輕度憂鬱的起因及對策？

答：

首先，若是思索那原因到底為何時，陷入憂鬱狀態的時候，大多都是受到了靈性的影響。

只不過，在此各位必須要認識到，附身而來的靈、造成影響的靈，和被附身之人、被影響之人，其心的波長是相通的。

陷入憂鬱時，會有各種各樣的靈過來，看看來的是怎麼樣的靈，就能清楚地知道自己的心是哪裡生病了。沒有任何「緣分」的靈，是不會過來的，兩者之間必定是有相通之處；此為基本原則。

因此，若是自己覺得有靈障的狀態時，首先請先檢視己心，看看是不是有任何意念會吸引那般靈性存在過來？

輕度憂鬱的對策一——靜靜地回顧己心

此時能發揮威力的是「反省」的教義；輕度憂鬱時的對策，反省是其王道，請試著靜靜地回顧己心。

當其他的靈過來的時候，或者是感覺有些靈障的時候，通常都是自己將錯誤怪罪到他人的時候。一遇到問題，就開始怪罪他人，並一定會開始說「都是那個人不好」、「都是那個人的錯」等等諸如此類的話語。

一旦開始出現這種傾向，請試著好好想想，那到底真的是自己的想法嗎？真的是自己這麼想？還是有人這麼想，並且也想要讓我這麼想？試著冷靜地思索一下。

當想要指責他人的時候，在脾氣暴發之前，冷靜下來，檢查一下自己是不是也應該負責任？自己也有問題？

如果自己也有問題的話，就必須要深切地反省。即便要花一些時間，但也必須除去心中一個一個的陰霾。若能好好的反省，你就真的能變得堅強起來。

所以說，「反省」是解決輕度憂鬱的對策之一。

輕度憂鬱的對策二——莫慌張，等待時間的流逝

此外，處於輕度憂鬱的狀態，不曉得該怎麼辦的時候，有一個方法就是不要慌張。此時，你會想要趕緊做些什麼，但若是太過去慌張，反倒會越陷越深。

惡靈的附身現象，原則上不會持續很長的時間。這是為什麼呢？因為他們應該待的地方是地獄。

地獄是一個憎恨的世界，是一個被害妄想的世界，是一個對他人充滿惡意的世界。居住在地獄界的靈，就算一時間的附身於世間的人，但因為世間的波動與地獄的波動不同，長時間憑依在人的身上，他們也會變得很痛苦。

被附身的人雖然很痛苦，附身的靈也是很痛苦；對此請有所察覺。特別是被附身的人如果探究正心的話，附身的靈就會變得更加痛苦。所以請認識到：「自己雖然很痛苦，但憑依在身上的地獄靈也是很痛苦的。」所以這種附身的情形，無法持續太久。

即使沒有充分覺悟到靈界存在的人，一般三個月，長一點六個月，在這期間，若能過正確的生活，惡靈就會脫離了。一時被附身靈的影響而產生的輕度憂鬱，通常是不會持續太久的。

為什麼不會持續太久呢？因為地獄中的同夥會將他帶走。他們會說：「你在那裡自己做『好事』要到什麼時候啊？」必然會有同夥將他帶回去，所以才會說不會持續太久。

因此，請等待時間的流逝。此時如果貿然地做平常不會做的事，反而會引起不好的結果，所以請靜靜等待。如果有氣力等上半年，情況必定會有所好轉。

輕度憂鬱的對策三——要有「接受最壞結果」的準備

還有一個方法，就是將自己的想法轉換成光明思想。如果老是想著不好的事情，終究會變成惡靈的俘虜。

處於輕度憂鬱，有點靈障的狀態時，有時候人會把每件事都看得很嚴重。即便僅是一丁點大的事，都當做攸關生死、驚天動地的大事情來考慮。

此時，請回復到平靜之心。要如何平靜己心呢？那就是想著：「即便自己命沒了，但『命』還在。」

因為人有著永恆的靈魂，這個靈魂是誰也無法奪走的。人擁有永恆的靈魂、永恆的生命，這個生命是不會消失的。

試著想想什麼是最糟的狀況呢？最糟的狀況，也就是喪失了世間的生命。但一般的情況，不過就家庭關係惡化、被別人嫌棄、被公司革職等等的程度罷了。

但是，永恆的生命是不會消失的。做好最壞的心理準備來面對的時候，很意外地，你就不會動搖了。

一旦下定了決心，不久之後，你應該就能看到「光明的種子」。

在那之前，你或許老是在想不好的事情，但其實也是會有好事發生的，不可能一直都是持續壞事的。只要你打算等上半年，實際上不到兩個禮拜、一個月，一定會有好事發生，對此請務必要掌握住。

你必須要好好地培育那種子；當你發現「啊！有好事發生了！有好事出現了！幸福的事出現了」，此時要好好地把握，並加以培育。

藉由擴大幸福的事，來消除不幸的事；這就是所謂「點亮光明，消除黑暗」的方法。

特別是，陷入輕度憂鬱的人，若是很難和自己惡性一面搏鬥時，就僅用這「光明思想」的武器也無妨。告訴自己：「我現在只要看好的一面！」

若是身邊的人陷入靈障的狀態，該怎麼辦？

以上是解決自己陷入靈障時的一般性方法。

但若是身邊的人陷入靈障時，又該怎麼辦呢？

首先，請先褒獎此人的優點，從這一步開始，效果是最大的。若是一味地指責此人的缺點，此人靈障的狀況一定會更加嚴重。所以請努力講一些光明正面的話語，試著褒獎此人。

以一種和緩、溫和的氣氛，來擁抱此人是很重要的。身邊之人的友情、夥伴們支援的心念是不可或缺的。即便此人一個人無法戰勝惡靈，但若是周遭的人開始想要幫助此人，惡靈就會變得沒轍了。

看事情老是看灰暗的一面的人，灰暗之事是數不清的；但若是把焦點放在幸福的一面時，幸福的事就會漸漸增加，對此請再多努力看看。

問2、過度的減肥會不會帶給身心惡性的影響？

現在有很多年輕女性進行過度的減肥，我很擔心這會不會帶給身心惡性的影響？

答：

若是依循著一般的健康諮詢，來進行減重的話，那是沒什麼值得擔心的。

但如果刻意勉強自己，極度地斷絕飲食的話，反倒是有可能被地獄的亡者，也就是餓鬼靈附身。

現今的年輕女性，有很多人認為只要瘦就是漂亮，進而追求像竹竿般的體型。為了能夠穿上輕盈的服裝，盡可能地不正常吃飯，僅是吃蔬菜或果汁，好讓自己瘦下去。

但是不管怎麼瘦，有時候體重還是會反彈的。一會兒瘦到皮包骨，一會兒又拼命地吃，好不容易減了十公斤，這下又胖了二十公斤。

就像這樣，一會兒瘦、一會兒胖，反覆不斷的話，此人就一定是受到了靈性的影響，必定是被附身了。

在適切的範圍內進行減重，當心動物靈等的憑依

在地獄當中有人靈，也有動物靈。動物所去的地獄是淺層地獄，但動物之所以墜入地獄，幾乎都是因為沒有食物而餓死，或者是被襲擊殺死。因為意外事故，或者是餓死、被吃、被殺等等，那些死於自己意料之外的動物，無法進入天上界，而是進到了動物界的地獄。

在那般世間當中，有些動物靈會試圖靠近人類，並且會附身到那個對食物有著異常執著的人，特別是孩子的身上。被那些靈附身時，就會出現異常的食欲。

這些人必須要好好學習幸福科學的教義，並且維持開朗之心、自制心，換言之即是學會抑制己心。此外，還要努力、精進，端正自己的生活習慣，過勤勉的生活。對於飲食的量，也要努力控制在合理的範圍。

關於減重，只要是在適度的範圍內進行，就不會有問題，但如果變得過於極端的話，有時就會被地獄的亡者、動物靈附身。

被那般靈性存在附身時，就會出現異常的飲食生活，或者變得像是夜行性動物。特別是大半夜拼命地吃，之後又全部吐出來，不斷重複如此行為的人，幾乎就是被掉入飢餓地獄的動物靈，或者是被餓死的亡靈給附身了。

請自己試著檢查一下，或者請家人、朋友觀察自己一下，若是有稍微感到異常的話，就必須得趕緊規律自己的生活。節制、勤勉、精進，對這些事情多加留意的話，就可以避免掉動物靈的附身。

問3、請教導我「不被鬼壓床」，能夠安眠的方法。

我常常會做可怕的惡夢，或者是被鬼壓床。要怎麼做才能睡得安穩呢？

答：

夢見可怕的惡夢時，大多是惡靈在作祟；此外，遇到鬼壓床，身體無法動彈、胸口被壓住的時候，實際上有很多情形是惡靈出來滋事。

在此我來講述，若是半夜遇見鬼壓床的情況時，如何逃脫的方法。

鬼壓床的對策一——祈禱

首先，是從祈禱開始。幸福科學的會員在遇到如此情況時，都會在心中讀誦《真理之詞 正心法語》、《向主的祈禱》、《擊退惡靈的祈禱》、《向守護指導靈的祈禱》（幸福科學會員限定經典），向我或者是幸福科學的支援靈團、自己的守護靈尋求協助。

此外，如果手能夠動，打開燈，開著燈睡覺。室內比較暗時，惡靈比較容易來，可以試著開著燈睡覺。

或者是播放我的法話CD或錄音帶；這麼做，惡靈會極其厭煩，並會逃開。若是平常就容易被惡靈附身，這麼做就能安眠；夜裡若偶有惡靈來襲時，也會有其效果。

鬼壓床對策二——呼吸法

第二個方法是呼吸法；在身體動不了、不知所措時，為了恢復自己的精神、意識，首先試著深呼吸。

躺著不動也能進行，用丹田進行呼吸，總之將新鮮的氧氣送進體內。用丹田反覆地深呼吸幾次，很不可思議地，惡靈即會離開。

這就是呼吸法的秘訣之一，在呼吸的同時，光亦會進入體內。如此一來，惡靈便會浮出，離開身體。或者是，惡靈就會鬆開緊掐的手，被壓者瞬間便能獲得自由。

這就是利用呼吸擺脫惡靈的方法。

鬼壓床對策三——將心轉向光明，反省自己

還有一個方法，就是將心轉向光明。

招來了惡靈，那就表示自己心的波長，和惡靈的波長相通，所以要試著把心調向另一個完全相反的方向。不好的事情一概不想，讓心朝向光明，只想美好的事情；這也是一個方法。

此外，也有「反省」的方法。胸口被壓著身體不能動，手也不能動，然而頭腦並沒有受到控制，所以可以躺著進行反省。

造成如此狀態的原因，一定是此日之前，有什麼事情令你耿耿於懷。

此時，回想一下是否有與自己不和的人，是否你對某人感覺到「真討厭！真礙眼！」、「只要那個傢伙消失了就好了！」如果有這樣的人浮現於腦海，並且明白了「哦，原來我對此人還懷恨在心啊」，此時就應該在心中反省自己，向對方道歉。

鬼壓床對策四——感謝

還有一個方法是感謝。

有一句話是「一日一生」，如果按照這句話去做，即代表一天結束時，自己的壽命也隨之「結束」。若在此時說出「啊！終於我的大限也到了啊！我應該可以回到喜樂的世界。回顧過去，的確是很充實的一生！真的是令人感激啊！我沒有任何遺憾。即使現在死了，我也很滿足」等等的話語，惡靈聽到了，就會糊里糊塗地離開；這也是一個方法。

今後，若是做惡夢時，可以試試以上的方法。

不是靈能者的人，或許無法感受到將惡靈驅趕走的實際體驗，但如果是在夢裡面的話，但某種程度上是可以體會到的。

惡靈來了、做惡夢了，或是感覺被壓住或被束縛住時，就請按照我所說的方法，逐一試試看，用到了其中某個方法，問題就能解決了，請試試看。

問4、生理期情緒不安的我該怎麼辦？

女性在生理期，情緒總是會不安定。在那期間該怎麼做，才能有效地控制自己的情緒呢？

答：

女性為何每個月要面對生理期的負擔呢？那是因為在那過程中，對於靈魂來說是可以有所學習的。

關於這個問題，不能只考慮生理期，生產、育兒、授乳，這一連串的過程都要試著思索一下。

女性有別於男性，有著生理期的負擔。進一步說，「懷胎十月」是一件非常嚴肅的事情，在那期間，沒有辦法妥善地做好其他的工作。

此外，小孩從出生到長大成人，需歷經接近二十年的歲月。除了人類以外，沒有任何一種動物，要花上二十年才能成為大人。一般的動物出生後，就能馬上活動，不消一年，就能夠成年；但是，人類要花上二十年。

所以人們必須要察覺到，在這當中存在著一個計畫。那即是，佛神在這段期間，試著讓人們知道，女性生出小孩並且加以培育的過程，是一個神聖的工作、不簡單的工作。

從生產到育兒的一連串過程中，靈魂可以有所學習

雖然並非只有這種方式能讓人們察覺，當然還有其他的方式，但對於人來說，佛神認為如此過程，有利於靈魂的學習。

雖然就女性來說，生理期會感覺非常地不方便，但佛神希望女性能夠透過克服那般苦難、困難，或者是生理期的不安感，以自覺到「自己在維持人類的生

命」、「自己在進行神聖的工作」。

如果沒有生理期，生小孩猶如母雞下蛋的話，女性或許會變得很輕鬆，沒有什麼煩惱。但另一方面，「自己在延續下一代的生命、培育子子孫孫，自己正進行著偉大的工作」，如此神聖的使命感，就會變得很淡薄吧！

男性也會因身體的狀況而情緒不穩

不只是因為生理上，如果患了疾病，也會導致情緒出現起伏。幾乎沒有任何人生了病，情緒是沒有波動的。此外，男性也會因身體的狀況而情緒不穩。只要傷風感冒了，就會變得消極，感冒好了，情緒也會隨之安定下來。

生理期的現象，是誰也逃避不了的，如此肉體上的不適，只要是活在這個世上，就沒有辦法逃避。

因此，必須考慮如何將那不適感降到最低，並且能將心情調向好的一面。

試著將焦點放在女性好的一面

女性有著生理期的負擔，「任誰都無法逃避」的這種想法，或許多少是從否定的角度來看待生理期的問題。但藉由生理期所引起的情緒不穩定，也產生出女性特有的細膩、敏感，此外女性也被賦與了「內觀反省自己」的機會。

再者，從「嬰兒的靈魂寄宿於母體」的事情來看，可以說，和男性相比，女性更加是靈性的存在。

男性除了工作還是工作，一輩子幾乎和靈性的事物都沒有關係，但從「宿有孩子」這件事來看，可以說女性有著一種靈媒體質。因為在女性的身體當中，能夠宿有著其他的靈將近一年的時間，因此所有的女性，從本質上來說皆為靈能者。

另一方面，女性有著天真、敏感的一面。

對此如果從「負面的角度」來看，或許有人會說女性很容易就情緒不穩；但如果從「正面的角度」來看的話，女性是很敏銳的，能夠理解很多人的情緒，並且有著品味藝術、美學、文學的能力；女性必須要發現自己有如此一面。

問5、如何克服過去的心理創傷？

有人因為曾遭受過性虐待，而對男性有恐懼感，並罹患了強迫症。要如何才能消除那些，因為過去的心理創傷而產生的恐懼感呢？

答：

關於解決因為性侵的心理創傷或者是恐懼心，在近百年來的心理學中有許多的論述。但是就我來看，恐懼之心的原因，有很多並非是來自於今生，而是有更深刻的理由。

如果不針對過去的轉生進行靈查的話，其實是找不到真正的原因的。雖然此人在幼年時曾遭受過暴力對待、遭受過性虐待等等，當然這些也是原因之一，但若是再觀看此人過去的輪迴轉生，就會發現有很多記憶是讓此人感到害怕的。

原因有時起因於前世的恐懼之心

在前世，比如「因為戰爭而死」、「重病而死」、「意外而死」、「遭到別人的背叛而死」，如此經歷的影響會於此世出現。

因洪水而死的人，當然對於水會感到恐懼。

突然被暗殺的人，比如在戰國時代，或者自己當武士的時候，曾被他人砍殺而死，此人今生就會有著不明原因的恐懼之心。

雖然也能夠在今生找到相當的理由，但事實上根源的理由在於前世。

「在地震中死亡」、「被落石砸死」、「因瘟疫而死」、「自己的村子被襲擊」等等，若是在前世經驗過許多這類經歷的話，其影響就會殘留於靈魂深處。

但是，如果不針對靈性進行調查的話，光是在今生是絕對找不到答案的。所以在心理學當中，也試圖在人們生前找出原因、契機。

如果現在改變了，過去也會跟著改變

至今，我一直講述如此教義：「雖然過去無法改變，但未來是可以改變的。所以，去改變未來吧！」但其實還有另一階段的教義，那就是「如果現在改變了，過去也會跟著改變」。

你看到的過去，是透過「現在的眼鏡」所看到的「過去」，如果現在的你很幸福，無論過去發生了什麼事情，每件事看起來也都是幸福的；各位明白我所講的嗎？

即使過去曾生過病、破產、失戀等等的不幸，但如果「現在是幸福的」，你就會認為「由於經歷過那些事，我才變幸福的」。對你來說，過去的每件事情，都變成了幸福的種子。

然而，如果「現在是不幸的」，你就會認為「都是那場病，我才會變成這樣」、「因為那次落榜，我才變成這樣」、「因為被那個人拋棄了，我才變得如此」、「因為家裡破產，才會變得不幸」、「因為被父親欺負，現在才會變成這樣」、「因為被父母毆打」、「因為被兄弟揍」等等，這些全部都成為現在不幸的理由。

但即使有人認為「不幸的原因在於過去」，但如果現在是幸福的，過去的一切都將變成金色。

因此，即便是過去，也能夠改變。

如果現在的你改變的話，過去就會改變。

在經濟上有成就的人當中，有人曾說過：「好險我小時候是貧窮的，因為貧窮所以才會努力想要脫離貧窮，現在才會有如此成就。若是小時候家裡很有錢的話，或許現在就不會有這番局面了。因為過去很貧窮，所以現在才能夠這麼幸福。」若是從結果來看的話，看起來的確是如此。

老是想要從過去找理由，實際上還是太幼稚了。若是能夠讓現在的自己發光發亮的話，就連過去也會覺得變得不一樣。

如果想要在過去找尋自己現在之所以無法幸福的理由，是可以找到很多的。但是，每一件事其實也都可以是「幸福的種子」。

探究過去，思索是哪件事情是其原因，的確這是一種方便之法，亦是一種引導。但其實若是現在的你改變的話，你就能從另一個角度看待過去。

不只是今生的過去能更改變，就連前世的不幸，你也會因為你現在是幸福的，所以會覺得「前世所發生的事件，是為了讓今生能夠幸福的種子啊」！就像這樣，你是可以顛覆自己對過去的定義的；請你至少要有著如此韌性。

既然連過去都可以改變了，那麼要改變未來就更是簡單了。未來是今後的事，所以可以充分地改變。

問6、請給我「性別認同障礙」的朋友一些建議

我的朋友非常苦惱於「性別認同障礙」的問題。他非常痛苦於肉體和靈魂之間的差距，每天都在責備自己，能否給他一些建議？

答：

人轉生於世間有三種類型，一種是反覆以男性之姿轉生，一種是反覆以女性之姿轉生，另一種則是有時是生為男性、有時是生為女性。

最近社會對於「性別認同障礙」進行了廣泛的討論，這問題通常是起因於「之前都是生為男性，但這輩子生為女性」、「至今都是生為女性，但這輩子生為男性」，也就是現在的自己和過去的性別相反，進而感到衝擊；我想是因為在前世轉生到此世之前，所訂定的計畫出了差錯。

比如，本來在轉生之前，原本計畫好的父母親，結果只生下一個孩子。此時，原本預計是要轉生成男性，結果只能進到女性的軀體，等到出生之後才發現「嗯？我原本應該是男的啊？怎麼會變成女的呢？這下真是頭痛啊！」

這種情況，通常都是在前世沒有好好地規劃轉生的計畫。有些人的計畫很妥善，有些人的計畫則比較含糊，在性別認同障礙的人當中，或許幾乎所有的人都是「搞錯了」，進而轉生為不同性別的人。

因此，強烈感覺和現今完全相反的性別，才是自己應有的性別的人，其原因都是起因於靈魂。

性別認同障礙在宗教上並非是疾病

人回到來世之後，靈魂的性別會變成怎樣的？

比如，今生轉生為女性的人，回到來世之後，直到下一次轉生前，通常都是維持著女性的意識；反之，如果是男性的話，就是持有著男性的意識。

所以，你的朋友或許是在人生計畫中出現了差錯。

不過，現今有很多人工墮胎的情形，有很多預料之外的事。要不就是結婚的對象不是原本所計畫好的，有很多條件會和自己的人生計畫不一樣。

即便是轉生為和自己預期相反的性別，但如果此人的「靈魂兄弟姊妹」有男也有女的話，通常就會予以接受；即便今生是第一次轉生為男性，或者第一次轉生為女性，大部分人都看得開並予以接受。

只不過你的朋友，似乎是無論如何都無法說服自己。自己的靈魂寄宿在不同性別的肉體身上，我想你的朋友對於這個事實，遲遲無法接受吧！

若是此人的「靈魂兄弟姊妹」全都是女性靈，或者全都是男性靈的情形，只有自己一個人是生在一個不同性別之時，通常就會出現激烈的情緒。

只不過，若是從長久轉生輪迴的角度來看，交錯著男女性別出生的情形，還是比較多的。因為就人生的經驗來說，若沒有體驗過兩種性別，是不夠充分的。

或許你的朋友轉生的性別和自己的預期相反，但對於靈魂來說也是一個經歷，對此要有所覺悟，試著就這樣體驗人生；如果真的是無法說服自己的話，那麼去接受變性手術，亦是一種方法。

有很多人的人生和生前的計畫大不相同

醫生對於性別認同障礙，由於不曉得那是起因於靈魂的問題，所以就對此判定為是一種疾病。但是，如果從宗教的角度來看，那並非是疾病，那只不過是此人強烈地意識到自己原本的性別。

請轉告你的朋友，基本上就是在這個地方出現了狀況。之後要抱持著何種人生態度，就全部端看自己的選擇了。

對於既成的事實，即便懷恨一輩子，也不會有什麼好事發生，所以還是得看開；並不是每件事情都能如己所願的。

比如，身高、體重、外觀、腦袋，有很多人都煩惱於：「和自己所想的不一樣。」有很多人的現狀，和自己生前的計畫是不一樣的。

每一個人對此皆是忍受過來的，所以請不要感到孤獨，好好地努力。

問7、從靈性的角度來看人工流產會出現怎樣的問題？

幸福科學教導「人在天上界訂定了人生計畫之後，再轉生於世間」，但若是被人工流產，沒有辦法按照原訂的計畫而轉生的靈魂，之後會變成怎樣呢？

答：

關於人工流產的問題，最終是起因於，幾乎所有的人都不了解靈魂輪迴轉生的機制所引起的。

因為人工流產，造成現在的天上界非常的混亂，天上界的靈魂們皆非常困擾。雖然想要轉生於世間，進行重要的計畫，但有些人卻被人工流產掉。

就算是天上界的靈魂，對於世間之人的想法、做法，也是無法隨心所欲。世間之人是不會按照他們所想的而行動。

那是因為佛賜予了每一個人主體性。

比如，在《大川隆法靈言全集 第十四卷》（日本宗教法人幸福科學出版，會員限定）的「紫式部的靈言」中，天上界的紫式部就提到：「我本來預計要轉生到現代，但被人工流產掉了，所以就無法轉生了。」

像紫式部的情形就是，世間雙親的自由意志，和紫式部的自由意志兩者對立的結果，世間之人的意志比較強。

若是被人工流產的話，靈魂會留下傷痕

因為人工流產，現在靈界出現了大混亂。

現今日本，據統計一年就有三十萬的胎兒被人工流產，若是包括沒有被統計到的，據說一年就超過一百萬人，如此一來，靈魂的輪迴轉生的計畫就會出現差錯。

而且，好不容易立下了將來幾十年的人生計畫，要轉生到地上世界，結果在母親的胎中就被人工流產掉，這會給靈魂帶來傷痕。並且，當這個靈魂下一次要轉生到世間時，就會害怕會不會又遇到相同的遭遇。

此外，若是因為生產進而呼吸到世間的空氣，或者，即便是在生產前，但這個靈魂已經持有著人的意識進而在母親胎內成長的話，被人工墮胎回到靈界之後，因為沒有辦法馬上回復到原本樣貌，此人就只能做為小孩的靈魂成長。

此人要成長到大人的意識，若從世間的角度來說，要花上二十年左右的時間。並且和此人有緣的靈人們，必須要照顧這靈性的嬰孩，直到他從嬰孩回復到大人的自覺。這對於靈魂的進化來說是很不利的，所以要儘量避免人工流產。

但是，由於經濟條件及身體狀況，有時也不得不進行流產手術。比如，母親身體虛弱，如果產下小孩就有生命的危險，為了保護母體，有時不得不進行手術；像這種情況的流產，並非是不可原諒的。

對於想要生於世間但卻無法生於世間的靈魂，希望這靈魂能夠在靈界好好地成熟長大，並且不要留下傷痕於心中，對此，父母親應該要好好地祈禱才行；這是做為人的最低限度的義務。

原則上，最好不要人工流產，但無論如何都得進行的時候，切勿忘記要對那無法順利轉生於世間的靈魂，祈求這靈魂來世的幸福。

但雖是如此，對此也不應太過於執著。

健康與幸福的啟示

專欄七：愛滋病、流行性感冒等等病毒擴散的真相

不管醫學上研究出多少治療疾病的方法，新的疾病還是不斷地出現。比如，有所謂愛滋病的疾病，即便是找到了治癒的方法，但還是會出現其他新的疾病。

這是為什麼呢？各位讀者知道嗎？

愛滋病病毒是在一九八〇年代初期被發現，然後快速地為人所知；在愛滋病的病原體上，其實是有靈在作祟的。在那之前，是作祟於鼠疫及霍亂等病菌上。隨著醫學的發展，這些疾病被漸漸地消滅後，經過了一段時間，變換另一種形式，出現了愛滋病。

抑制了愛滋病，接下來還是會出現其他的疾病。它們也是為了要生存下去，進而不斷地奮戰。

不能忽視靈性存在對病原體的影響。

此外，若是觀察感冒或流感，這和靈魂的附身現象非常相似；我認為罹患感冒或流感，和附身現象是有著完全相同的邏輯。

「看到感冒咳嗽的人時，自己的頭也感到不舒服，過一會兒，自己也開始咳嗽了起來。」很多人都有如此經歷吧！從靈性的角度來說，這和被惡靈附身是完全相同的現象。

引起感冒或流感的是「靈」。

這個「靈」到底是什麼呢？

天氣一旦變冷，罹患感冒或流感的人就會開始變多。請試著想想，在那個時候，會出現什麼樣的靈呢？

有想到嗎？那就是蟲的靈。秋天的蟲，一旦溫度極速下降就會死亡。之後，罹患感冒或流感的人就會開始變多。

這些蟲子沒有回到應該前往的世界，而變成了浮游靈，並形成了一個集團，漂浮在空中。讓感冒或流感擴散開來的，其實就是這些蟲子的靈。

當然還有做為病原體的病毒或細菌的存在，但那本身並非是那麼有害。正是因為加上了靈性的作用，所以才會傳染給那麼多人。換言之，病毒是核心，而蟲子的靈附身於其上；這是真實的事。

各位讀者不會覺得奇怪嗎？不管是春天或夏天，病毒一年到頭都存在著，為何就是到了冬天，能夠那麼散佈開來呢？那是因為受到了靈性的作用，勢力進而急速的擴大。

感冒或流感的傳染過程和附身現象一樣，此時蟲子們的集合靈發揮了很大的影響。

這就是為什麼感冒或流感，會那麼急速擴張開來的原因。若是只有單純病毒的話，雖然有很多的病毒，但那並非是原因所在。

此外，花粉症也有靈性的原因。

當然，原因之一是因為杉木的花粉，但光是杉木的花粉，是絕對不可能有那麼大的影響力，其中一定有著靈性的影響。

因為高爾夫球場的開發，有很多山坡地被砍伐，或許原本生長在那裡的樹木等等，那些植物的集合靈，產生了很大的影響。

就像這樣，急速擴展開來的疾病，不管是瘧疾或鼠疫，都是受到了靈性的影響。對此若完全不知，是無法真正地解決那些疾病的問題的。

即便是消滅了愛滋病，還是會有其他疾病出現；因為根本的原因沒有解決。

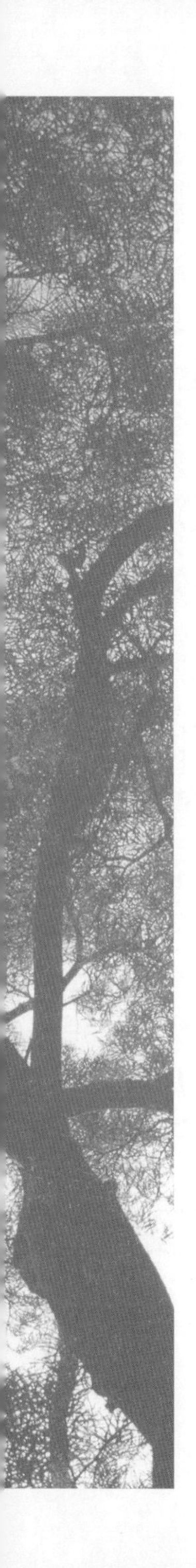

第八章 〈Q&A〉對於身心有益的建議——各種疾病篇

第八章 〈Q&A〉對於身心有益的建議——各種疾病篇

問一：罹患過敏性皮膚炎的原因及其治療法是什麼呢？

我的孩子有著過敏性皮膚炎。不管是去看醫生或者是注意飲食，嘗試了各種各樣的方法，但都還是無法治癒。

答：

在思索皮膚病的原因時，必須要去思考：「關於心，皮膚所象徵的是什麼？是心的哪裡出了問題，才讓皮膚出現了狀況？」

皮膚是遮斷、區分出體內、體外的部分。因此，皮膚的異常，通常是暗示著「想要斷絕內與外」。

所謂的內與外，即是指「自己的自我、靈魂」和「他人」之間的關係。此外，若是小孩子的話，即是「家庭的內與外的關係」。

換言之，皮膚的狀態暗示了「自己與他人」、「家庭的內與外」的狀態，若是在其交界處發生了問題，那麼就會出現皮膚病。

皮膚出現狀況，那表示自己想要拒絕外界。

為何想要拒絕外界呢？那是因為有著「自己會被他人所害」的想法，自己對此出現了強烈的反應。

若是家庭成員中，有人有著那般的心情的話，有時就會反應在孩子的皮膚上。

解決家中人際關係的不協調

或許妳孩子皮膚的問題，是起源於家中的原因；對此請試著思索一下。

妳或者是妳先生、其他家人當中，一定有人對於其他家庭成員，感到強烈的排斥或反感，一定有人有著那樣的問題；解決這問題是非常重要的。

或許妳會感到很意外，但家人之間人際關係的問題，全都會反應在小孩子的身上；小孩子對於這個部分是感到非常敏感的。

皮膚所象徵的就是人際關係的問題。

因此，請進行瞑想，並且在那過程當中，祈求人際關係的協調。若是原因不是出於妳，那麼請妳的家人試著實踐。

當然，還有其他的處方，但就一般論來說，這是主要的原因。

問2：請告訴我自閉症的原因，以及對待自閉兒的方法

請教孩子有自閉症或亞斯伯格症候群的原因，以及如何正確地對待這樣的孩子。

答：

世間當中，有很多研究學者針對許多案例，進行分類、分析。這些研究學者的存在本身是件好事，亦是一種科學的研究態度。

只不過，不管是什麼事情，一旦戴上有色眼鏡去觀看，就很容易相信自己所看到的就是真實。

比如，小孩被醫生診斷是「自閉症」，那麼家長就會覺得自己的小孩就是自閉兒，不做其他想。

此外，也有許多靜不下來的小孩，被醫生說是「過動兒」，但是本來小孩子就是會動來動去的啊！

但是，一旦小孩子被父母帶去看醫生，一被醫生說「這是過動兒的特性」，往後父母就認為小孩是過動兒；而若是醫生說「你小孩只是很活潑而已」，那麼父母就會認為小孩就只是很活潑而已。

不要太在意被診斷是自閉症

據說「自閉症雖然是一種障礙，但不是疾病」，同時也有人說「自閉症是人的某方面機能出了問題，大腦的某個區塊出了問題」；但這些說法不過是想像而已。

醫生其實是不明白真相的。

世間當中有各種各樣的人。

「因為會做一些奇怪的舉動，必須要特別注意；讓父母和老師很傷腦筋。」似乎醫生都把這類的小孩視為罹患了自閉症；但這定義也實在是太廣了。

「這樣的小孩要生存於現代的管理社會中，實在是困難了，將來是很難找到工作的。」這麼想或許沒錯，的確有其困難的一面。

然而，仔細觀察，變成了大人並且活躍在社會當中的人，實際上每個人都是「怪人」。很好管理的人，大都被當成屬下看待，但在世間中，會開展出嶄新事物的人，大多都是一些怪人；愛迪生也怪、坂本龍馬也怪，我也是很怪。

若是把這些人都套進一定的框框的話，那就糟糕了，所以不可全盤接受醫生的話。

特別是在現代的日本社會中，人們會排斥那種異於他人、有強烈個性的人；人們認為不可以和別人不一樣。

但是，只有那種持有著強烈個性的人，才能夠改變這個世界；能夠打破現狀，使其變化的人，其實就是個性強烈的人。

若是自己的小孩被醫生說是自閉兒，請不要對此感到煩惱，而是要相信「我的小孩只是有著強烈的個性的！」如此一來，小孩就會往好的方向發展。

亞斯伯格症的孩子中，有些孩子是具備著光明天使的個性

被現在的醫生診斷為「自閉症」的孩子中，將來會有很多人創造出改變這世界的發明；而被認為是「過動兒」的孩子中，也會有很多人成為探險家。

醫生對於孩子的將來，不須背負任何責任，所以他們才會那麼說。

在那些被他人認為舉止特異的孩子們當中，有很多人是有著能改變這個世界力量的。就僅是因為和他人相比，他們的舉止有些奇怪，人們就從不好的方面來定義他們，如此價值觀應該要予以修正才行。

請不要那麼簡單就去定義那是某種疾病或者是障礙。

在自閉症當中，有一種被稱為「亞斯伯格症」的人，人們認為那是一種高功能障礙。醫生對如此症候群，有這樣的見解：「智能非常地高，但卻是自閉症的一種。」

然而，這是一種天才兒童。

在這世界當中，有太多是天才兒童，且與他人相異的人了。

若是按照醫生的說法，愛因斯坦也是自閉症，也會被分類到亞斯伯格症。把那種大天才，分類為亞斯伯格症，未免也太荒謬了吧！

因此，醫生所說的話，不可以太過於認真聽；「高功能障礙」，這種話不可以太過當真。

亞斯伯格症的特徵當中，有許多是光明天使的性格表現。那是一種非常潔癖、正義感強烈，且想要與邪惡戰鬥的個性。

若是按照醫生的定義，過去是抱持著完美主義和邪惡戰鬥之人，或者在前世是進行宗教改革之人等等，這些人全都是亞斯伯格症；若是照醫生所講的，這些人的功績就全都被顛覆了。

所謂的天使通常都有著潔癖的個性，會想要和邪惡一戰，但就醫生來看，就會認為那是不正常的。

因此，一個不小心，這些人就會被貼上疾病的標籤。世界上實在是有著各種各樣的人。

人可以藉由「信仰心的力量」改變，請給那般小孩的靈魂一些力量吧！

問3：小孩天生患有身心障礙，這是意味著什麼呢？有些兩、三歲的孩子，身上就背負了疾病等等的障礙，這也是因為人生的計畫嗎？

答：

有很多疾病是起因於「心念」的問題，但有人會認為「兩、三歲小孩的心念應該不會壞吧！雖然個性多少會不一樣，但在那種年紀差別不會太大啊」！

這類問題須以一般論和個別論來解釋。

就一般論來說，這麼小的孩子，其實反映了家中的狀況。父母親的心念，會直接影響到小孩。就小孩來說，直到小孩自己出現了「自己」的自覺、感覺到自己是存在的，在那之前，來自於父母親的影響是極其巨大的。

因此，若是說「心」的問題，那就是父母親的心出現了狀況。小孩出現了某些疾病時，或許是因為父母親的心先出現了某些問題。父母親心的狀態，有時會反應到孩子的肉體上。

許多疾病的現象，其實是反應了心的狀態。

小孩子生病的情形，一般來說是起因於父母親等週遭之人的問題。

只不過，在思索個別的問題時，有些狀況並非是起因於父母親的問題。

海倫凱勒之所以能鼓勵眾人的理由

為什麼呢？因為有一個海倫凱勒的例子。

海倫凱勒幼年時就因為生病，導致雙目失明、雙耳失聰。但是，如果她沒有那般不利的身體條件，就像正常人一樣長大的話，那麼不管她寫了多好的文章，或許人們只會覺得說：「才女就是能寫出那樣的東西啊！」又或許她就無法給世界那麼多人帶來勇氣了。

正是因為她克服了那麼大的障礙，所以才給予了眾多殘疾人士希望之光。

如果四肢健全的人對殘疾人士說：「即使眼睛失明，耳朵失聰，但還是必須要知足地活下去。」殘疾人士聽了大多會很反感吧！然而，若是這句話是那個透過實際體驗，活出光輝燦爛的人所說的，那力道將是無比巨大。

有些人是為了成為他人的範本，而有著身心障礙

這在《大川隆法靈言全集 第十七卷》（日本宗教法人幸福科學出版、會員限定）第二章中，《歎異抄》的著者，親鸞的弟子唯円，其靈就曾說過「改過向善的原理」。有時高級靈們，會透過「大惡人改過自新」的現象，給那些與之相似的人，修正錯誤、重新改過的契機。

如果是天生的聖人、君子所想的大道理，有很多人聽了會有反感。他們會說：「你只不過剛好就是那種人！你在清水當中過生活就好了！我們像是生活在水溝中污泥濁水裡的魚，你這住在清流當中的魚，怎麼可能理解我們的心情呢？」

為了要拯救這樣子的人，在大罪人當中，會有一定比率的人重新改過奮起。

在一九〇〇年代的美國，就有一個強盜頭子的重罪之人改過向善，以Starr Daily之名開始講道。看到這一幕的人們開始覺得：「連那種傢伙都能變成那樣，像我這種只不過是做了一點惡事的人，也一定能夠重新來過！」這是一種引導人們向善的一種「方便」。

比如，有人天生心臟不好，但若是此人沒有消極度日而終了一生，而是即便有著那般障礙，到了一般人不會去的地方的話，那麼這對他人來說是一道救贖之光。因此，有些卓越之人是會天生帶著某些身心障礙，而轉生於世間的。

為了讓世人看到範本，這些人刻意地持有著重度障礙而生。

畫家山下清是出身於菩薩界的高級靈

日本昭和時期有一個智能障礙的知名天才畫家，名叫山下清。他就是高級靈，來自於菩薩界。光明天使就是會為了給予身心障礙的人勇氣，才會以那般身姿轉生於世間。

就算是靈界當中的人，有時也會覺得：「光明天使變成那般智能障礙的模樣，真是可憐啊！」但那他們是為了成就更大的事。對此，雖然世間的人們難以了解，但他們背負著障礙拼命努力，是為了成為他人的模範。

所以，對於你所問的問題，我的回答就是：「人生是一本習題集。」

一般來說，小孩子的疾病，通常是反應了父母親等週遭之人的心，但除此之外，亦有個別的理由。就算是偉人，有時亦會生那般疾病。那是為了讓人們得知，在如此艱困的情況下應有何種人生態度，而有那種疾病的。

因此，若是現在自己有著某種身心障礙，請告訴自己：「自己也是有著某種使命的！」希望你能夠努力奮鬥。

問4、如何才能治好口吃？

我很容易緊張，雖然平常並不會口吃，但是在人前講話或是在眾目睽睽之下，就會開始口吃。請教是否有好的治療方法？

答：

七、八成的口吃是靈性原因所造成的。口吃的人死亡後，其靈魂附身在其他人身上時，被附身的人就會變得口吃。

這個時候的對策，就是和去除掉附身靈的方法一樣，也就是拭去心上的塵埃，並增強己心光明的亮度。

去創造自己擅長的領域，讓自己有自信地去講述這領域的話題

其次就是針對起因於靈性原因以外的口吃治療法；相當程度的口吃是可以透過訓練克服的。

口吃的人，大部分都是有著「膽小、過於緊張」的傾向，因此，一站在他人面前講話，就很容易不知所措。

這樣的人其實是很自卑的，絕對沒錯，自己對於自己有著相當負面的印象。並且，口吃之人常常感覺「不管是被他人看到，或者是被他人聽到聲音，總之就是很害羞，不想要在人前出現，想要躲起來」。

口吃之人所要挑戰的，就是如此的心情，關鍵在於你能否戰勝或失敗。

此外，不擅長在他人面前講話的人，都常都是缺乏「說話的材料」。為此，自己覺得自己沒什麼可以跟人分享的，於是就想要消失於他人面前。

因此，對策之一就是，去創造出自己能夠發表的說話內容、講出來也不會覺得害羞的內容。對此如果能夠做到的話，反倒就會想要在他人面前講話了。

挑戰自己最不拿手的領域

另一個對策就是，勇敢地去挑戰自己最不拿手的領域。

所謂的恐懼心就是，你越是逃跑，它就越是追上來；你越是害怕某件事情，這件事情就越是會追著你跑。

因此，若是想克服口吃，那就把自己逼到那個自己不得不講話的立場。

這是極為重要的；不管是多麼脆弱的人，只要次數多了，膽量就會變大，於是心情的動搖就會極端地減少。次數多了，臉皮漸漸就會變厚，在他人面前講話就變得輕鬆自在，別人怎麼想一點關係都沒有。

所以要積極努力地讓自己在人前說話，請把心朝向這方面。

只要想這麼做，前方之路必定會打開。

問5：我想要知道風濕的原因和治療法

我的女兒有風濕病，整天幾乎都是臥病在床。請教風濕病的原因，以及如何才能治癒的方法。

答：

風濕病的原因，幾乎百分之百是起因於憑依靈，並且大概都是被動物靈附身於下半身，若是處於一種完全附身狀態的話，下半身就會感覺很冷，甚至身體變得無法動彈；當然，也有附身於肩膀或脖子的情形。

你的女兒的情形，我想絕對是憑依靈所引起的。

若是她無法反省也無法行動的話，那就只有靠週遭之人努力了。家人必須要端正己心，增強光明的亮度，藉此，憑依靈必定就會脫落而去。若疾病是起因於憑依靈的話，想要予以治療，在某種意義上來說是很簡單的。只要去除掉了憑依靈，疾病就會完全治癒，百分之百有效。

增強家中的光明，創造一個和樂融融的家庭

你的女兒之所以會變成那種狀態，做為父母的你，或多或少應該知道其理由。將你女兒的人生態度去對照佛法真理，是否有哪方面出現錯誤了呢？如果沒有的話，你或者其他家人、和你女兒有緣之人，是否在哪個地方帶給你女兒惡性的影響呢？對此請試著思索看看。

有些人的體質比較敏感，屬於靈性體質。這種人即便自己沒有特別做了什麼壞事，但若是身邊有著惡靈體質的人，那麼附身在此人身上的惡靈，有時會附身過來；惡靈會去找家人當中靈性最弱的人。

所以，請先去檢視她本人的人生態度有沒有問題，如果沒有，再看看家人當中有沒有人持有著錯誤的心念或行為。

若是有的話，那麼此人就會必須要好好地進行反省。

如果此人無法反省的話，那麼其他家人就得做好模範。總之，就是要增強家中的光明，創造一個和樂融融、溫暖的家庭。絕對不要讓家庭當中刮起冷風，家人之間互相責備。

請告訴自己，要抱持著勇氣，藉由增強週遭之人的光明亮度，將那疾病治癒！請相信那疾病必能治癒！

問6：請告訴我疑難重症的靈性意義

我是一名醫學系的學生，現在正在醫院實習，患者中有幾位年輕人患有白血病等重症，請教疑難重症的原因及靈性意義。

答：

首先要說的是，白血病等血液相關的疾病，很明顯地是靈性的原因。什麼東西會對血液產生影響？血液相當於人生命的營養源、供給源，有血液方面疾病的人，通常是出現了阻礙生命發展與繁榮的因素。

阻礙生命發展、繁榮的因素一——靈魂的業

阻礙生命發展、繁榮的因素可分成兩類。

一個是出生前刻在靈魂中的業。（請參照第一八五頁，專欄六：人生是一本習題集）

接下來的話，也許不太中聽，但遺憾的是，在前世中有危害過他人的生命，有著這類業的人，容易罹患血液系統的疾病。

具體來說，在過去世中，曾看見他人流血的人，或曾奪取他人生命的人，那般情景會做為靈魂的記憶，刻劃在此人靈魂深處。

對此，如果在靈界當中進行了徹底清算的話，那就還好；但大部分的情形，沒有辦法在靈界進行徹底的清算，為了在世間繼續清算，有許多人為此而轉生於世間。

這些人是為了完全清算過去的心念及行為，所以才訂定這般計畫而轉生。

這樣的人出生之後，那些記憶就會表現於血液方面的障礙。即便在幼年時期沒有表現出來，隨著年紀的增長就會慢慢出現。

這些人在靈魂深處有著「破壞自己」的心念。因為在前世經歷過見到他人之血的事件，進而出現了想要虐待自己的心理，而如此心理就衍生出病理現象。

或許各位認為人的身體是自然成形的，但實際上是先有意念而後出現形態，並維持其形態。所以，若是有著想要處罰自己的意念，而且是存在於此人沒有察覺到的潛在意識當中的話，那麼就很容易引起病理現象。

這在某種意義上，這類人是很難避免罹患那種疾病的。

阻礙生命發展、繁榮的因素二──惡靈現象

阻礙生命發展、繁榮的另一個因素就是惡靈現象。

如果被惡靈附身，常常就會出現與那個靈死因相同的症狀。

比如，因核子彈爆炸後遺症等血液系統疾病而死亡的人，死後變成不成佛靈，如果被這樣的不成佛靈附身，就會出現與之相似的症狀。這是因為人的意念，有著形成物質的力量。

身體內的病理現象，幾乎都是以這種形式出現的。在自己的身體中，雖然也有擊退這種惡性物質的機能，但如果加上了靈性作用的話，那機能就會減弱，進而惡性的東西就會繁殖起來。

現在有各種各樣疑難雜症，並且新的疾病也不斷的出現。

疾病是具有方向性意念的表現，意念朝向何方，身體就會出現相對應的反應。即使用醫學藥物治療，堵住了某個出口，但是疾病還會從其他出口出來。

比如，過去非常流行的鼠疫和霍亂被消滅後，就又出現了愛滋病。（請參照第二一六頁，專欄七：愛滋病、流行性感冒等等病毒擴散的真相）。

只要疾病的意念始終存在，終究就會以某種形式表現出來，治好一個疾病，另一個疾病就會出現，再治療好了，就又出現另一個。

魚鱗病等奇病，大多是由動物靈的集合意念引起的

不可思議的是，現代社會中，皮膚方面的疑難雜症非常多，這是為什麼呢？

在現代非常發達的都市社會中，有很多生存於大海和河流的動物們，變得無法生存。這些因為公害、生態被破壞，而無法生存的動物們，之後會變得如何呢？

不管是魚，或者是其他的動物，基本上牠們亦和人類一樣有著喜怒哀樂的情緒。因此，也能夠感受到幸或不幸。所以對於那很多同伴的生命，被毫無理由地剝奪，無法生存的事態，會感覺到很憤怒，進而形成了憎恨的集合意念。

比如，有一群因為公害，而變得無法在河川棲息的生物，這些生物們皆是非常痛苦地死去。此外，在臨海工業地區的海岸上，也發生相同的情形。

於是，住在這些地區週遭的人們，有時就會罹患皮膚像魚鱗一樣的魚鱗病。這種疾病，基本上都無法在醫院治癒；這都是由於集合意念所引起的。

肌肉萎縮症的兩個原因

此外，還有一種肌肉萎縮症的疾病。

其原因也可以分為兩種。

一個是來自前世的影響。

引發這種肌肉失去力量的疾病的業，是從什麼時候開始生成的呢？大致推測，這是因為曾做了侵害他人身體自由之事，而發生的反作用。

實際上去觀看這些病人的前世，有很多人都曾經剝奪過他人身體的自由。

這些事在戰亂時期經常發生，對於那些因為戰敗而受俘的俘虜，曾經課以苦役、懲罰俘虜使其受傷的人，這些人不僅會肌肉萎縮，其他肉體的障礙亦是其業的表現。

要不就是起因於靈性的原因；被動物靈附身到四肢時，大多就會出現那般症狀。

也有人為了引導他人，計畫要過著殘疾的人生而轉生於世間

當然，不能全以「業」來解釋所有的問題。也有像海倫凱勒那樣，帶著崇高的目的，依計畫要過著殘疾的人生，而轉生於世間的人。

殘疾之人當中，有很多人在進行菩薩行。

比如，坐輪椅上的人當中，有人很活躍於社會上。當然也會有人怨嘆為何會如此倒楣，但也有人是有了某種程度的覺悟，進而描繪出那般命運。

就像這樣，為了要鼓勵他人、給予他人生存的意義、喜悅、勇氣，有些人刻意選擇了一副有障礙的肉體。

從靈性來看那身姿，僅是暫時的，有人是為了積德，而選擇了那種身姿。在離開世間之後，肉體的障礙即會消失，進而回復到自由的樣子。

斷絕掉負面的意念，活在正面的想法中

雖然沒有辦法涵括到所有，但一般來說，罹患了疑難重症的人，其原因大致上就是以上三個種類。

一個是在前世，自己創造了那疾病的原因；一個是因為惡靈的作用所造成的；另一個就是有著某種使命，自己所選擇的。

其原因大概就是這三個種類當中的一種，不過在幸福科學中有一個理論，那就是「自負責任的原則」，因此罹患疾病的原因，大致上是起因於第一個或第二個的原因。

第二個「受到了惡靈的作用」，這最終還是自己「心」的問題。在我的著作當中，常常提到在心的世界當中，存在著「波長同通的法則」，自己的心所發出的波長，相通於和那波長相同的世界。

因此，若是遭受到惡性靈性波長的影響，其原因其實是在自己。

但雖說原因是在自己，其內容是相當複雜的。

當然，有時候是因為家人的種種煩惱或問題，但不管怎麼樣，是自己吃下那「毒」的；這部分如果不解決，就無法切斷靈性的作用。

既然有波長同通的法則，只要波長不相同了，那麼就不會和惡靈相通了，所以患者必須要讓自己的心改變成不同的波長。

而那種波長即是高級靈的波長。

為了讓自己能有高級靈的波長，就必須要讓開朗、積極的想法、希望、愛、勇氣等等充滿於己心。換言之，就是讓己心轉向到完全不同的方向，斷絕掉負面的意念，活在正面的想法中。

此外，若是家庭當中有病人，全家人一同努力的話，是可以讓家庭發光發亮的。

七、八成的疾病，幾乎是起因於「心」。

首先看看自己的心哪個地方出了問題，接下來就是要努力去調整。

問7：請給予失明的我「心靈指針」

我是後天失明的，今後要以何種的心境生活下去才好呢？

答：

人有著各自的痛苦，你有你的痛苦，在你看來，或許你會羨慕我，但我也有我的痛苦。

通常人在看到他人的幸福時，有時就會覺得只有自己背負著痛苦的十字架。

並且會容易認為：「和他人相比，自己有著很大的障礙，如果沒有這些障礙，自己就可以和其他人一樣幸福了。」

然而，若是自己的週遭環境，或者是性格、體力、能力等部分，和他人有極端相異的時候，不可以把那些都當成是一種煩惱，並且一味地想要從中找到出口。

在那些煩惱當中，其實有著解開你人生習題集的鑰匙；對此不可不知。

不是逃離苦難，而是從中找出光明

對你的靈魂來說，「失明」是一種促進你進步的材料。

或許在今生當中，你不清楚失明對你來說有著何種意義，但藉由那不自由的肉體，你可不是深切地體會到「身體健康是一件多麼幸福的事」？

就像人常說「生病之後才知道健康的可貴」，四肢健全的人、眼睛看得見的人、耳朵聽得到的人，對於健康的可貴是難察覺的。

腳無法動的人、沒有手的人、眼睛看不見的人、耳朵聽不到的人等等，現在世間中有很多的身體是不自由的。在那些人當中，在過去的轉生輪迴中，有人是有著某種身體的業。

而就你的情形，你的靈魂必須要去實際感受「眼睛能夠看得到，是多麼值得感激的事啊」！

發現自己「人生習題集」中所隱藏的意義

我可以透過靈查，追溯此人過去五千年、一萬年，甚至很久之前的過去世，但若是一個一個去探究，是沒完沒了的。

不管過去世是如何，人必須要把今生視為自己被賦予的習題，努力去思索應該要如何去解答這本習題集。

每個人的習題皆不一樣，但是習題的內容皆是符合此人的靈魂程度。

不要只是想要逃避問題、不想要去解題，而是希望你能夠去找出潛藏在這問題背後的意義。

即便是有著「失明」的障礙，但希望你去思索要如何下功夫，才能讓自己度過光明的人生。如果從眼睛正常的人來看「那個人都可以過得那麼精彩，那我也要努力才行」，那麼你的人生就成功了。

在被賜予的條件中，研究如何能度過「最良善的人生」

即便身體不自由，但回到來世，就會痊癒了。即便眼睛看不見、耳朵聽不到，到了來世就能治癒。不自由的，僅是在世間這僅僅幾十年的時間而已；真的是如此。

即便在世間是扮演那種「角色」，但那其中有著修行意義。不要去想如果能治好這疾病，自己就能幸福了，而是要試著去研究，如何才能夠度過最良善的人生。

或許你需要旁人的協助，但你應該是可以回報他們的。希望你不要往負面想，努力往正面想。

雖然肉體的眼睛看不見，但至少「心之眼」是看得見的，用心之眼應該是可以看見真理的。若是嘴能動那就用嘴，耳朵能聽那就用耳朵，你應該是可以活出「正面的人生」的。

那亦是你被賦予的習題；請你試著在今生用自己的力量去解題。

那習題的模範答案，將會在你回到來世後公布。屆時，你必定會被告知，你為何要進行那番修行，在那之前，請你務必努力去解開你自己的人生習題集。

專欄八：學習佛教教義的人比較容易長壽嗎？

若是幾年、十幾年，皆持續進行深度思索的話，的確會較長壽。宗教家若是修行不足、學習不夠，沒有什麼可以傳授的話，大部分就會比較早身故；如果沒有什麼東西好講，就會死了。

比如，親鸞到了九十歲，其知力一點都沒有衰退。他之所以能夠活動到九十歲，是因為他在年輕時的二十年間，徹底地學習佛法。正是因為有了那般知力，所以才能持續活動那麼久。親鸞曾說「不需要讀經」、「不需要學法」，學習親鸞教義的人，會認為他所做的和所說的不一樣，但親鸞本身真的是非常熱衷於學習的，他在比叡山做了二十年的學問。

而釋尊的教義法門眾多，據說有八萬四千法門。講述這些眾多的法，需要耗費很多時間，因此，釋迦牟尼不得不長壽。

另一方面，看了耶穌的教義之後，因為那般激情的教義，所以耶穌無法活盡天壽，長久地持續講述下去。

在宗教的學者當中，研究佛教學、印度哲學系統的人，如果活到七十歲或八十歲就去世的話，這些人會被說是「夭折」。「八十歲就過世了，才這麼年輕就⋯⋯」這樣的話，是針對研究印度哲學系統的人所說的。這類系統的學者，有很多大概都是活到九十幾歲。

那麼長壽的原因之一就是大量的學習。佛教學系統中，有著非常多的經典，所以不管怎麼學都學不完。想要去讀大藏經，是很難全部學完的。

另一個原因就是，佛教是教導安穩己心的教義，所以每天讀誦經文，過規律的生活，於是心情就比較穩定，不容易生氣；於是就能夠長壽活到九十歲。

幸福科學的教義也很多，教義眾多是一件好事，這也意味著學習教義者能夠長壽；對此請有所認識。

第九章 〈Q&A〉對於身心有益的建議——看護、照護心得篇

第九章 〈Q＆A〉對於身心有益的建議——看護、照護心得篇

問一：請告訴我在照顧病人時，應該留意些什麼？在照顧因為生病而情緒不安的病人時，應該留意些什麼呢？

答：

站在需要照顧病人的立場上之人，需要針對「話語」來研究。

醫生常常會被追究醫療的責任，所以經常會先講最壞的情形。如果跟病患的家人說能夠治好，但如果最後病患死掉的話，醫生就會被追究責任，所以會先說「或許有點危險」。遇到要動手術的時候，也是講「成功率只有五成」、「沒辦法保證沒危險，如果覺得那也沒關係，我就動手術」。

的確，如果說「能夠治好」，但有時也會出現危險，醫生一旦曾有過那樣子的經驗，漸漸地就會變得比較悲觀。

和病人說光明的話語

但是「話語」是有著力量的；在面對病人時，有必要講比較光明的話語。

如果被醫生說「你快要死了」，那就真的就活不久了。如果醫生和病患的家人說「他沒多久時間了，最多就三個月」，那麼每個人就會當真，情況就會真的變成那樣。

但相反地，如果對喪氣的人，僅僅是講一句光明的話語，那麼他的氣色就會突然變好，也會變得比較有元氣；如此例子不勝枚舉。

在面對病人的時候，必須要訓練自己，要有著「一定要讓眼前的人康復起來」的氣概！

如果醫院聘僱我的話，那麼光是我在病房繞一繞，和病人講講話，患者的病情就會大幅好轉，病人就會越來越少。

將生命力注入病人的心

人並非是物質，是靈性的生物，人的身體會受到心的作用。因此，若是將生命力注入病人的心的話，疾病就會痊癒。

人體是有著相當大的自然痊癒力的，但若是自己的心，淨向壞的方向、疾病的方向去想的話，就一定會創造出疾病來。

若試著分析病人的心，就會發現盡是不符合真理的心。抱怨、不平不滿、嫉妒、揶揄、憎恨、怪環境、怪他人之心，盡是這些想法。其實，搞壞自己身體的，是自己的心。

藉由改變己心，病情就會大幅改善，所以必須要照料病人的人，對此請多加留意。

問2：要如何面對失智症的母親呢？

我現在正在照顧八十二歲患有失智症的母親，請教我要如何面對她才好呢？

答：

從你母親的年齡來看，罹患失智症也是不足以為奇的。

不能說罹患了失智症，就無法前往天上界。

或許是大腦當中出現了損傷的部分，靈魂的想法無法正常地傳遞給身體，進而讓身體無法活動。

歸天後不久，送給我俳句的幸福科學名譽顧問善川三朗先生

我的父親是八十二歲時過世的，因為腦部患有腫瘤，去世前七個月，有一段時間意識不是很清楚。

但是，在他過世之後，成為靈的一兩天內，就寫了俳句，以靈性訊息的方式送給了我。那首俳句刊載於《善川三朗的靈言——歸天說法(1)》（大川隆法著，

日本宗教法人幸福科學刊行）

就像這樣，即便那個讓肉體得以活動的「機器」，也就是大腦受傷了，無法正常運作了，靈魂還是正常的、和原本一樣的。

家父其靈的樣子，在死後過了一、兩個月，就變回到六十五歲左右時的樣子，之後又更年輕到四十幾歲時的感覺，一直不斷地改變。

靈魂還是完整的，你的母親也是如此。或許最後會有一些痛苦的感覺，但在過世之後必定會有很大的解放感，並且感受到非常大的幸福感。

回到天國後，能夠品嘗到蟬羽化時的幸福感

照顧年長者的人，常常會聽到長者說「腳沒法動，只能躺在床上」、「癌症好苦、好痛」、「腦袋不靈光了」、「我明明還很正常，但其他人卻不這麼認為」等等；這樣的經驗，每個人到了晚年皆會經歷。

然而，回到了來世之後，就像蟬羽化了一樣，會品嘗到如此感覺「啊～真是輕盈啊！真是幸福啊！」前往天國之人，死後即會有幸福感；與前往地獄的人不

同，進入天國之人能品嘗到幸福感。

如果罹患了失智症，有時會給家人帶來困擾，我想她本人也感到很痛苦，並且她在心中也正在和家人道歉。

雖然在那痛苦的期間，家人會很傷腦筋，但對於她本人來說，等到回到來世之後的幸福感，必定是會很強烈的。

透過照護，家人被賦予了「實踐施愛」的機會

對於進行照護的家人來說，或許是有某種義務須透過照護來償還，又或許「自己日後也需要他人的照護」，但不管如何，家人皆是在實踐施愛，忍受亦是一種施愛。

此外，如果有人在晚年罹患了阿茲海默症，也並非是此人的人生出現了什麼錯誤。

人的肉體在做為「機器」的一面，總會有許多地方逐漸變弱，頭腦的機能有時會變得不靈光。

但即便是如此，此人的靈性是完整的。因此，週遭之人所講的壞話，此人靈魂聽得到的可能性很高，所以必須要謹慎自己的言語。

你的母親回到來世的時間，或許已經決定好了，但在那之前，你被賦予了一個鍛鍊的機會，考驗你是否能盡心盡力地施愛。

即便肉體出現了問題，但不會因此而上不了天上界，對此不須擔心。

問3：照護癱瘓在床的婆婆，實在是精疲力盡

我婆婆從一年前身體就不舒服，幾乎整天都是臥病在床。我要照顧小孩，要做家事，又要照顧病人，在肉體上及精神上實在是非常疲累。若有任何指針，請您賜教。

答：

長久來看，一生當中家裡沒有出現病人的人，或許幾乎是沒有的。疾病、事故、災難，以及因為上述原因的死亡，這些是在人生當中必定會面對的事；有時人們不得不站在那痛苦傷悲的懸崖上。

現實當中家中有病人，每天從早到晚都需要予以照料的家庭，想必氣氛是很灰暗的吧！

然而，我認為不可以太過於把焦點，只放在灰暗的一面。

人的本質是靈魂，而這個靈魂現在寄宿於肉體當中，轉生於世間修行。即便這個肉體因病而痛苦，但靈魂本身離開了世間，回到了靈界之後，還是會還原到本來完整的樣子。

即便在妳的眼中，她似乎遭逢了地獄般的痛苦，但她離開了肉體，變成了靈魂之後，即能進到那自由自在的境地。

既然是如此，即便因疾病所苦，最終會因疾病而離開世間，但死後的事情遠比現在的事情還重要。活在這個世間的時間，是為了要回到來世的準備期間，亦是為了回到來世的預習。

因此，不管是降臨了什麼樣的問題，都要把這個問題，視為對自己的靈魂來說是有利的。這對照顧者來說，或者是被照顧者來說，都是很重要的。

痛苦或悲傷是為了靈魂發光的「砂紙」

對於因為照顧別人而疲勞的人，我不想說太過苛刻的話，但對於此人來說，處於家中有病人的嚴峻環境中，如何能夠開朗、光明地活於希望之中，這是一個讓此人靈魂發光的試煉。

若是能把所有的痛苦、悲傷，當做是為了讓靈魂發光的砂紙的話，那麼就能夠克服所有的痛苦、傷悲。倒不如說，在身處那般傷悲之時，靈魂才會大幅地飛躍；唯有在那般時刻，人謀求拯救，進而才會出現顯著的飛躍。

雖說家裡有病人，但也請不要把這個當作是自己不幸的理由，要感謝因此自己得到了靈魂修行的機會，並且在那過程中，好好地磨練己心。

疾病，也是一種讓人知道什麼真正的愛的機會

家庭中出現病人時，其實是讓你思索何謂施愛、奉獻之心的機會。所謂的愛，其基礎伴隨著「忍耐和寬容」。

一切順利的時候，是可以很容易地愛對方。好比先生事業成功的時候，自己可以很容易地愛先生；太太容貌美麗的時候，自己可以很容易地愛太太。但若是當先生事業失敗時，太太美貌不再時，那就會變得沒那麼容易地去愛對方了。

然而，若在此時還能夠愛對方的話，那麼在那愛的背後，一定存在著忍耐和寬容之心。對待病人也是一樣；長久以來感情很好的家人，突然有一天發生不幸之事時，付出耐心及忍耐予以照料是很重要的。

此外，生病的一方也不要怨恨自己的命運，深深地思索，自己為何會處於這種必須要接受他人的愛，才能生活下去的立場，並且為了讓照顧自己的人能夠變得輕鬆，看看自己要以何種心境，才能讓周遭的人感到快樂。希望生病者能夠早日地讓己心處於安詳的狀態，放下悔恨之心，並且專心地療養疾病。

若是回到了來世，自己曾經歷了那般與疾病搏鬥的殊勝日子，離開肉體之後，靈魂必定會回到光輝閃耀的天國世界。不要憎恨命運，將一切所有皆視為自己的靈魂食糧時，真正的幸福就必定在閃爍發光。

健康與幸福的啟示

專欄九：預防心臟病，先從改變生活習慣做起

日本人的死因很多是心臟病，而心臟病幾乎是因為生活習慣所導致的疾病。攝取過多油膩、高卡路里的食物，又沒有充分運動的習慣，就常常會引起心臟病。

和靈障不同，由於是肉體所造成的原因，所以見此人的生活習慣，就能夠預測是否會罹患心臟病了。

若是覺得這樣下去，自己會因為心臟的疾病而死，那麼就透過意志的力量，努力去改善生活習慣。

在食物上，必須要控制攝取高脂肪、高熱量的東西；酒精類的飲料也是含有高卡路里，所以若是飲酒過量的話，就必須要努力抑制。

有些人或許認為酒類是水分，所以沒有關係，但酒類是高卡路里，若

是一直過著飲酒的生活，每天卡路里的攝取量一下子就超過三、四千，最後身體一定會變差。

心臟病是由於生活習慣而來的，要預防心臟病，從三十歲左右就必須要開始努力。人到了三十歲左右，身體就會開始老化，所以必須要趁早養成適度運動的習慣、控制營養、學習維持標準體重的方法，以及學會如何放鬆。

健康與幸福的啟示

專欄十：透過調整「呼吸」去除靈障

觀察惡靈的附身現象，惡靈附身之處，大多是肉體上血液循環不順暢之處，或者是疲勞素累積過多之處。

若是頭部的話，常常可以看到憑依於後腦勺的例子；或者是脖子、肩膀、腰部等痠痛的地方，惡靈會尋找出可以憑依的點，進而附身。

因此，經常屬於被附身狀態的人、容易被惡靈附身的人、外出之後感到非常疲憊的人、一到人群擁擠的地方，就覺得疲累想要休息的人等等，這一類人首先必須要調整身體的節奏。

深呼吸進新鮮的空氣，並且刻意地描繪，自己將血液慢慢地從頭部、脖子、肩膀、腰部的順序，順暢地循環下去。這麼一來，就會漸漸地去除掉身上不協調的波長。

為了去除掉較不嚴重的靈障，其實首先可以從調整身體的節奏做起。

非常疲累時，大多是血液循環不佳的時候，此時若是稍微做些有氧運動的話，血液循環就會變好，「光」也比較容易進來。之後，再漸漸地放鬆身體，調整呼吸，和緩情緒。

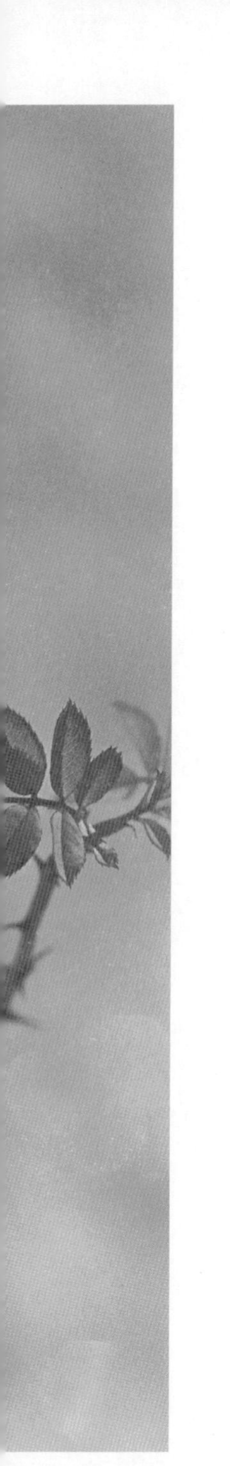

第十章　「信仰的力量」是健康的關鍵

第十章 「信仰的力量」是健康的關鍵

1、「自己描繪的形象」塑造著「自己的身體」

肉體的本質就像「流動的河川」

我們出生時的體重大概是三千多公克，經過幾十年之後，出生時父母給自己的身體，全都已經改變了。

肉體的本質就像「流動的河川」一樣，每一個細胞都將會替換，骨骼也會被替換，頭蓋骨也如此，內臟也是。

不只是出生時的樣子，就連現在的樣子，每一時刻都在變化著。和一個月之前相比，各位的身體就已經變得不一樣，大部分都已經替換掉了；和一年前相比，幾乎所有的部分都已經變了；每天都會有新的細胞出現，老的細胞消失，這就是實際的情形。

於是，有人會說「自己天生身體很弱」、「這是天生的遺傳」，但這種「維持著和出生時一樣的惡性狀態」，就表示「是自己一直創造著那般狀態的身體」。

創造出疾病的靈性構造

那麼，人是如何維持那一直變化的身體的呢？

其實是自己的心，創造出現在的身體的。自己所描繪的自我形象，而塑造出自己的身體的。

當心中持有著惡性的心念、否定性的心念，「自己會生病、會變不幸，終究會死掉，以後就只能依靠他人的同情而過」，一直持有著如此想法，最終究就一定會成真。

自己身體的外側，包覆著「幽體」，這是一個非常接近物質界的靈體，而在其中又有著各種各樣的靈體，以多重構造的方式存在著。而從「心」所發散出的想法，「幽體」會全然接收。

因此，當幽體發生異變時，那異變即會出現在肉體上。這就是疾病的根源，疾病幾乎都是從心開始出現的。

當然，也有相反的情形，肉體遭受到損傷時，有時也會使幽體受傷，而靈體也會因為幽體受傷而出現了影響；也有這種惡性循環。

佛教當中所說的「色心不二」，也就是「肉體和心是一體的」，就是指這件事。

人的主人是「心」，這主人的想法、想要變成怎樣，就決定了幽體的樣子，一旦幽體變得不健康，肉體就會隨之出現病變。

從這個角度來看，各位其實是被賦予了巨大的可能性。

或許各位現在正生病，又或許將來有可能會生病，又或許從過去到現在一直有著病痛，但你必須認識到：「你的身體是你自己從過去塑造過來的，並非是從父母那邊得來之後就一直不變的。」

2、透過「心的力量」，能夠讓身體變健康或生病

「潛在意識」對疾病或健康有著很大的影響

當想要「把手舉起來」的時候，手就會依照自己的意識舉起，然而人體的大部分機能，是依循著「潛在意識」而運行的。

是因為各位想要「讓血液流動」，血液才流動的嗎？應該不是這樣吧！心臟也不是各位想要讓心臟跳動才跳動的。呼吸也是自動就會進行的，雖然可以刻意地去深呼吸，但身體平常的呼吸是自動進行的。

就像這樣，身體的各個部分、各個細胞，幾乎都是在潛在意識下運作的。身體有很多部分，是由潛在意識所支配的。

各位或許沒有察覺到，人是否會生病或者是健康與否，並非是決定於自己可以意識到、可以自由活動的領域，而是受到了潛在意識所支配的領域很大的影響。

人體當中，有著像宇宙星河般數量的細胞。觀察其中一個細胞，或者是住在

身體當中的微生物，就會發現內臟就像是銀河般那麼大。人體當中其實是有著許多生物，大家共同住在一起。

心念有著「創造出疾病的力量」以及「將疾病治癒的力量」

創造出疾病的力量，是在潛意識下運作的。

比如，若是在表面意識有著惡性意念的話，那麼它就會漸漸地沉澱在深層意識當中。於是，那就會變成形成疾病的意念。

當疾病的意念出現於身體的時候，就會以癌症等等肉體各器官不協調的方式表現出來。肝臟、心臟、肺、腎臟、血管、大腦等等器官的疾病，大多是因為過去幾十年間所發出的惡性意念，沉澱至潛在意識中所引起的。

這潛在意識的部分有著塑造人體的力量，而那力量有時會朝著破壞自己、對自己不利的方向運作。對此如果不多加留意，常常就會引發疾病。

癌症的原因幾乎都是如此。自己在身體當中，培養了破壞自己的細胞，自己的意念當中，有著某種要破壞自己的意念。

而那意念通常是憎恨或恐懼。

過去曾遭受他人悲慘的對待，或者是嚴重的歧視，自己的心中壓抑著憎恨或憤怒的情緒。如此情緒一累積起來，就會變成病念，進而開始在身體裡創造破壞自己的細胞。

然而，既然「自己能創造出破壞的細胞」，那麼反之，自己也有著「將疾病治癒的力量」。換言之，若能夠持有著與破壞自己的意念相反的正面意念的話，「治療疾病的力量」就會開始發揮作用。

3、和癌症搏鬥的關鍵——提高「免疫力」的「信仰的力量」

消除引發疾病的「累積於心中的惡性意念」

患有癌症等疾病的人，在過去的幾十年間，都是有著錯誤的想法或人生觀；憎恨、憤怒、嫉妒、怨恨、辱罵等等，對他人有害的攻擊性的想法或言語，一直累積於心中。

對於這部分必須要清除乾淨才行。透過反省，以及請有某種程度覺悟的人教導，要把心中累積的東西一一地去除掉。

有一部電影叫作《神隱少女》，這部電影的導演和裏側世界中妖怪的世界非常親近。在電影中有如此一幕，一個小女孩，幫一個全身沾滿污泥的河神沖熱水洗澡。

心中的意念盡是黑暗之人，就像那河神一樣，全身沾滿著污泥；現實中有很多像這樣的人。

如果以這種狀態而過，不生病才奇怪。或者，因為事故等等的不幸，不發生在自己或家人的身上才奇怪。

必須要去除那些像污泥似的惡性意念才行。

疾病可以透過在幸福科學的精舍或支部進行祈願而治癒，但本來人就有著治癒疾病的力量。

告訴生病之人正確的「心的法則」，讓此人走上正軌，讓心針朝向光明的方向、天上界的方向，如此一來所有的事都將轉好。

擁有「信仰的力量」，讓全部細胞充滿善念，免疫力即會提升

最近的醫學發現，之所以會出現這麼多疾病，是因為人的免疫力出現了問題。人本來是可以將疾病治癒的，但因為自己的免疫機能降低，惡性細胞增加，進而產生疾病，最後因病而死。

這個免疫力，其實是可以透過信仰的力量，進而大幅提升的。當然這也是因為此人意念的力量，但如果每天都想著「我要為了佛、為了神，以菩薩之姿努力精進」，那麼這股積極的善念將會佈滿全身，感染每一個細胞，進而免疫力就會提升。

於是，初期癌症就能立即治癒。只要免疫力提升，自己就能和癌症奮鬥，進而治癒。

這股信仰的力量，是可以移轉給他人的。若有著強烈的熱情，想要引導某

人，指引此人走向正路，此人若是因此心中散發出光明，那麼免疫力就會大幅提升，進而增加身體各個細胞的力量。

「自己還必須努力！必須要做好工作才行！」如此心念傳遞給各個細胞的話，全身就會燃起力量來。「自己還有著使命！」若能夠如此想，你就會感覺自己似乎年輕了十歲、二十歲一樣，力量不斷湧現。

4、你是「喜歡生病」的人嗎？

有很多人心中盼望「想要生病」

在疾病當中，雖然有一些是難以迴避的，然而有很多情形是，此人的想法、精神而創造出疾病來。

假如對病人說「是因為你喜歡疾病，所以你才生病」，想必對方會很生氣，但有些人的確是如此。

世上有很多人是因為人際關係失敗、事業失敗，如果不生病就無從逃避了。此人認為「只要生病了，所有的事就能得到原諒」、「只要生病了，我的罪就消失了、責任就消失了」，進而迫使自己生病。

有時此人並沒有特別地去想，但其潛在意識卻造成了事實。正是想要生病，所以才會去做一些不健康的事、做奇怪的事，最後就在這重重負擔下而病倒了。此人會說：「我真不幸啊！命運不放過我！」

此外，只要生病了，就能得到他人的同情。

但是，這樣的人必須要知道，其實是你自己在心中想要生病、想要逃避，所以才引發疾病的；這種事情屢見不鮮。

在心中描繪「我要讓自己幸福」的景象

那麼，想要成功的人應該要怎麼做呢？

若是自己真的想要成功的話，那麼在身體出現了生病徵兆時，就要知道：「這樣下去不行！自己必須要照顧好身體！」

並且接受家人等等的建議，「原來如此！那我真的必須要改變我的工作方式等等才行！」立刻轉換生活態度。

然而，唯獨擁抱疾病不放的人，即使有再多的勸告也聽不進去。即使幾個月前有人提醒「你這樣下去會倒下的！」，但此人會覺得「沒那回事！我還好得呢！」一味地蠻幹，直到有一天突然病倒。

這就是因為對自己不負責任，而引發了疾病。

真正有責任感的人，會為了避免生病而造成他人困擾，所以會在事前做適度的調整。但唯獨不負責的人，才會過度逞強，其結果就是造成他人麻煩。

心中的景象到底是「要讓自己幸福」？還是「要讓自己不幸、讓自己失敗」？一切緣由就在於此。

5、「祈禱」的力量——高次元的能量充電

獲得天上界的能量的方法

在祈禱當中，有一個「獲得能量的祈禱」。

在這個祈禱當中，要沉靜己心，並對佛神祈禱：「請賜予我無限的能量」、「請賜予我無限的睿智」、「請賜予我無限的愛」。

並且在祈禱的時候，要心想「現在從天上界正賜予我美好的能量」，清楚地描繪那正接受能量的自己。

比如，「佛的無限慈愛，現正流入自己心中」。

當覺得自己的身體充滿了無限的慈愛時，接下來就應該要思索，要如何才能將這慈愛放射到世間。

當覺察到「佛的無限力量流入，佛賜予了我力量」、「自己得到了充電」的話，接下來就必須要思索「抱持著如此無限的力量，要如何才能回饋給世間？要

如何才能為世間貢獻」？

將得到的光能用於世間

對此，其實我經常實踐。每天進行工作，有時就會有身體狀況不好、疲累的時候，此時我必定會去接受來自高級靈的光。

雖然是直接引入天上界的光，但我都是招喚來某個高級靈，請這高級靈為我充電，當光明進來之後，身體就會出現滿滿的力量，進而能夠去進行下一個工作。

如此祈禱是非常容易實踐的，眾多的高級靈，對此也是很放心地就將光傳導給人們。

而若是得到了光能，就要抱持著「我要為了世間而使用這光能」的心境，這是很重要的。

6、治癒疾病的祈禱——修法「愛爾康大靈痊癒」

對於創造萬物的佛來說，沒有什麼是不可能的

佛透過佛念，創造了宇宙、創造了太陽、創造了行星、創造了人類、創造了動植物、創造了所有。

如果是透過了佛念創造了萬物的佛、透過了佛光讓所有皆現象化的佛，那麼各位身體當中所出現的微不足道的病灶，怎麼可能無法讓它消失呢？

那病灶是人心所創造出來的；當人的心和肉體出現不協調的時候，疾病就此產生。人所創造出來的東西，沒有一樣是佛所無法消滅的。

佛是全能的，沒有任何一件事是辦不到的。

佛之所以不為，是因為暫時地委由世間之人去進行，若是佛以其本來的力量，既能一瞬間讓這地球消失，亦能一瞬間讓這地球出現；那即是佛的力量。

治癒疾病的修法「愛爾康大靈痊癒」

在幸福科學當中，有一個祈禱疾病痊癒的修法，名叫「愛爾康大靈痊癒」（幸福科學會員限定經文《祈願文1》中的《疾病痊癒祈願》中的修法）。

此一修法有個前提，那就是修法之人必須要對愛爾康大靈有著信仰心。若沒有信仰心，光則不會流動。若是有信仰心，那麼就能和愛爾康大靈的魂成為一體，光就會開始流動。

使用的方法，其中一個是直接在病人面前進行修法。

另一個即是遠距治療；這個修法的特徵就是，即使相隔兩地，病患沒有在面前也能治療。就算是距離幾百公里效果也相同，即便在地球的另一端也一樣。

進行修法之人，若是抱持著信仰心，並且打從心底相信「佛能夠自由自在地讓地球消失，亦能讓地球出現，佛是有著那般力量的！」那麼就能夠摧毀體內的癌細胞；「相信」是無比重要的。

《新約聖經》中記載到，耶穌曾讓幾位死者復活。比如，耶穌對一個叫做拉撒路的人說：「你沒有死，只是睡著了。拉撒路啊！該起床了！」之後，裹著紗布的拉撒路就活了過來，並從墓穴中走出。

這樣的事，在歷史上是真實存在的。現在之所以不能做到，是因為人喪失了相信的力量。就連基督教徒，也不相信耶穌的時代所發生的奇蹟。

死者復活了、失明者重見光明、癱瘓之人重新站起了、水變成了葡萄酒、一小塊麵包分給了幾千人食用等等，這些全都是事實，耶穌將這些變成了現實。現代的基督教徒或基督教學者說，那些都僅是一種比喻。這是因為他們不知道何謂奇蹟的本質，因為他們不相信佛神的真正力量。

若是能夠相信，所有的力量就會展現。

7、「信仰」具有著解決所有事情的力量

為了保護自己，從三十五歲左右，就要開始建立生活習慣病的對策

現代的疾病幾乎都是「飲食」、「運動不足」、「壓力」這三個原因引起的。

特別是為了保護自己，從三十五歲左右，就要開始建立生活習慣病的對策。為了家人、為了自己的未來，請自己保護自己，不可以太放縱自己。

那些有著明確原因的疾病，是可以預防的。

若是攝取過量的卡路里、鹽分，持續運動不足的話，罹患疾病只是時間的問題。持續大吃大喝，絕對會引發疾病。

若是為了能夠持續工作，保護家人，養生是非常重要的；請努力地去保護能保護的部分。

起身去運動是需要努力的，既必須要擠時間出來，也需忍受某種程度的痛苦。「很忙」這個想法，其實幾乎是一個藉口。你只是怕麻煩而已，請務必創

造出自己去運動的時間。不可以老是和公司的人混在一起，你必須要創造出「獨處」的時間。

不可輸給醫院的「黑暗思想」

現在醫院都生意興隆，但是醫院已經成為了「黑暗思想」的集散地，對此不可不小心。

醫生總是會對前來看病的患者，講述最壞的情形，所以請不要輸給那話語。醫生只要一開始說最壞的情形，要是真的變壞了，就沒有醫生的責任；若是病情改善了，醫生就會被認為是醫術高明，所以醫生總是會想要講壞的情況。

但是，疾病不只是因為飲食過量或運動不足所引起，「心的狀態」也占了疾病一半以上的原因，所以有很多疾病，能夠透過「心的管理」而治癒。

所以即便被醫生診斷「希望不大了」、「一輩子都治不好」、「一輩子都必須得服藥」，也不可以太過於相信。

「沒有那回事！自己是神子、佛子！」、「自己有著能夠治療好自己的治癒力」，你必須要強烈地如此認為。「自己能治好自己的身體」，請自己暗示自己。

自己的身體，是至今自己塑造過來的。不管自己有沒有意識到，都是自己創造來的。若是現在的身體出現了疾病，那一定是哪個地方出了差錯，所以你要持續地告訴自己：「我要改變我自己。」於是，你的身體就會開始改變。

幾乎所有的疾病都能治癒。癌症、心臟病、大腦、血液系統等疾病，幾乎所有的疾病，本來都是可以治癒的。

「精進」和「信仰心」能夠治癒疾病

能開啟前方之路，是你自己的精進和信仰心。

首先，你必須要先針對自己能夠做得到部分，努力精進。

比如，若是一天抽好幾包菸而得了肺癌的話，那麼神明也不會想要去搭救。每天喝大酒，把肝臟搞壞進而生病的話，那也是很難得救。

若是想要治好自己的身體，對於已知的原因，就必須要努力去改善。洗心革面，告訴自己：「不可再這樣下去！我必須要把病治好！為此我必須要精進和有信仰心！」

在天上界中，有「治癒之力、治癒之光」，那些光將會貫注在那有著信仰心，並努力精進的人身上。講明白一點，就好像學校的老師一樣，老師對於「好孩子」總是會特別關注。

請你變成佛神眼中的「好孩子」，並且有著能夠為佛神所關愛的人生態度。為此，平日的檢視己心及精進是非常重要的。換言之，就是「請重拾純真之心、關愛他人、親切地對待他人」。

對他人的憎恨是侵蝕自己身體之毒

若是探究生病之人的心，就會發現幾乎所有的人都有著憎恨或憤怒。

因疾病所苦的人，請試著檢查自己的心。

你有沒有憎恨著某個人呢？

若是你憎恨著某人，首先和此人和解是很重要的。就是因為是那憎恨，所以才引發疾病，你必須要停止那憎恨才行。

或許你是單方面地責備對方，但你不曾站在對方的角度想過吧？也沒有站在佛神的角度想過吧？你雖然認為對方是惡人，並認為「被那傢伙擺了一道！被這個人欺負了！所以我恨他！」但如果這個憎恨讓你生病的話，那代價就真的太高了。

這不是很愚癡的事嗎？誰會一直喝著毒藥呢？明明知道毒藥會弄壞身體，但應該沒有哪個傻子會一直喝毒藥吧！但是，那憎恨、憤怒就是「毒藥」。

一直抱著憎恨是很划不來的。若是因為憎恨而生病的話，那麼你自己就可以治好那疾病，首先請試著「反省」。如此一來，病情就會往好的方向轉變。

只要此人還需要活在世間，就能夠活於世間

當佛神認為此人是個「好孩子」的時候，有時就會想：「延長這個人的壽命吧！」

其實，在天上界中會開會討論「要不要延長人的壽命」。絕大部分的情形，都是自作自受，沒什麼話好說，但若是讓天上界決定要延長此人的壽命時，此人的壽命就會被延長。

只不過人無法一直活在世間，但若是此人被天上界判斷還需要活在世間時，此人的疾病的幾乎就能痊癒。

但是，疾病的原因百分之九十幾都是自己的責任。幾乎都是自作自受，要完全一加一減地清算是很難的。

此外，至今活了幾十年的人生，心的傾向性因為慣性的法則，所以要急速地修正有其難度。

然而，在宗教當中，有著超越世間的理論，讓人重新站起、改變人的力量。

宗教有著從根本改變人的力量，

雖然也有著治療疾病的力量，

但宗教當中有著改變人的力量，

因此，直到最後也不要放棄希望。

不管身於何種苦境，都還有重新站起的機會。

所有問題皆有出路，

一扇門關上了，另一扇門就會打開。
信仰，其實是有著解決所有問題的力量。
然而，各位也須努力，
絕對不可忘記，精進以及信仰的重要。

專欄十一：現代醫學與宗教

要如何思索現代醫學與宗教之間的關係呢？
這是一個很難的題目。
但是，我認為現代醫學也存於佛神的指導下。
若將醫療系統的光明天使，
稱之為醫神的話，
那麼若是追溯這醫神的根源的話，
就必定會找到海爾梅斯神。

此外，有時和西洋醫學對立的東洋醫學，
若是探究其根源，

常常就會追溯到老莊思想或佛教，
而且過去亦有很多僧侶教導醫術的例子。

當然，對於治癒疾病的宗教，
佛神亦會積極地前去協助。
時而興起奇蹟，
提高人們的信仰心。

此時重要的是，
醫學和宗教的協調和協力。
若是醫師能理解信仰的話，
使用心的力量，應該就能夠治癒更多的疾病！
有時，同時使用話語和藥物，

應該就能夠治癒那疑難疾病。

此外，若是宗教家能夠和醫學的光的部分同心協力，

那就能夠拯救更多煩惱的人們吧！

我們的目的是讓人們幸福，

希望醫學和宗教能夠相互協助、合作。

後語

如果你發現了愛爾康大靈所擁有的奇蹟療癒力量，那麼對你來說，價值一億元的中獎彩券，也就只不過是一張紙片。

在此要將封印在現代物質文明社會中，被人們遺忘已久的治癒疾病的神秘機制，公諸於世。

現在，我要給你奇蹟的再生力量。密碼僅是簡短的三個字，那就是「信仰心」。「超級絕對健康法」，藉由抱持著「不退轉的信仰心」，即能實現。

我是光、是根源，就是這道光創造出你的生命，對此不可忘記。

幸福科學總裁　大川隆法

What' s Being 023
超級絕對健康法——奇蹟的療癒力量

作　　者：大川隆法
翻　　譯：幸福科學經典翻譯小組
總 編 輯：許汝紘
副總編輯：楊文玄
美術編輯：楊詠棠
行銷經理：吳京霖
發　　行：楊伯江、許麗雪
出　　版：信實文化行銷有限公司
地　　址：台北市大安區忠孝東路四段 341 號 11 樓之三
電　　話：（02）2740-3939
傳　　真：（02）2777-1413
www.wretch.cc/ blog/ cultuspeak
http://www. cultuspeak.com.tw
E-Mail：cultuspeak@cultuspeak.com.tw
劃撥帳號：50040687 信實文化行銷有限公司

印　　刷：漢藝有限公司
地　　址：新北市中和區中山路二段 315 巷 8 號 2 樓
電　　話：（02）2247-7654

總 經 銷：聯合發行股份有限公司
地　　址：新北市新店區寶橋路 235 巷 6 弄 6 號 2 樓
電　　話：（02）2917-8022

©2009 by Ryuho Okawa
Traditional Chinese Translation © IRH Press Co.,Ltd. 2012
First Published as 'Chou-Zettai-Kenkou-Hou'
by IRH Press Co.,Ltd. in 2009
©2008 by Ryuho Okawa
Traditional Chinese Translation © IRH Press Co.,Ltd. 2012
First Published as 'Kokoro-to-Karada-no-Honto-no-Kankei'
by IRH Press Co.,Ltd. in 2008

著作權所有．翻印必究　本書文字非經同意，不得轉載或公開播放
2012 年 9 月 初版　定價：新台幣 320 元

更多書籍介紹、活動訊息，請上網輸入關鍵字 九韵文化 搜尋 或 華滋出版 搜尋

國家圖書館出版品預行編目（CIP）資料

超級絕對健康法：奇蹟的療癒力量 / 大川隆法
作. -- 初版. -- 臺北市：信實文化行銷, 2012.09
面； 公分 ——（What's being；23）

ISBN 978-986-6620-64-5（平裝）

1. 宗教療法　2. 信仰治療

418.982　　101017483